Eberhard Rieth

alkoholkrank?

Eine Einführung in die Probleme des Alkoholismus für Betroffene, Angehörige und Helfer

Blaukreuz-Verlag Bern
Blaukreuz-Verlag Wuppertal

Der Verfasser, Dr. Eberhard Rieth,
war Direktor der Fachkrankenhäuser Ringgenhof und Höchsten
in Baden-Württemberg.

Anschriften der Verlage:
Schweiz: Blaukreuz-Verlag Bern, Postfach 5524, 3001 Bern
Deutschland: Blaukreuz-Verlag Wuppertal, Postfach 20 16 10,
5600 Wuppertal 2

Überarbeitete und erweiterte Ausgabe 1992
(79.–86. Tausend)

Umschlagfoto: Engelbert Reineke – Bavaria
Umschlaggestaltung: Klaus Oberli, Bern
Illustrationen: Heinz Giebeler, Metzingen
Gesamtherstellung: St.-Johannis-Druckerei, Lahr

ISBN 3 85580 132 0 Blaukreuz-Verlag Bern
ISBN 3 920106 55 5 Blaukreuz-Verlag Wuppertal

Inhalt

Vorwort zur 7. Auflage 5
Vorwort zur 10. und 11. Auflage 7

I. Die gesellschaftlich bedingte, allgemeine Suchtdisposition 9
1. Das Zeitalter der Süchtigkeit 9
2. Die Bedeutung der Wertorientierung für die Bildung von Verhaltensnormen 11
3. Die Grundwerte unserer Gesellschaft 12
4. Psychologischer Exkurs zur Persönlichkeitsreifung 15
5. Wertorientierung und Persönlichkeitsentwicklung 18
6. Die Folgen der kollektiven Reifungsbehinderung für unsere Gesellschaft 33
7. Was bleibt uns zu tun? 35

II. Die Krankheitsentwicklung beim süchtigen Alkoholiker 41
Die Phasen des Alkoholismus nach Jellinek 52
1. Die voralkoholische, symptomatische Phase 52
2. Die Phase des Vorstadiums 64
3. Die kritische Phase 67
4. Die chronische Phase 100

III. Alkoholismus – Krankheit oder moralisches Versagen? 110
1. Wir (ver)urteilen rasch 110
2. Moralisches Versagen? 111
3. Alkoholismus ist Krankheit 116

IV. Von den Heilungsmöglichkeiten der Krankheit Alkoholismus 126
1. Zum Begriff der Heilung 126
2. Heilung ist ohne den Betroffenen nicht möglich . . 129
3. Einsichtsstufen auf dem Weg zur Heilung. 130
4. Wege zur Heilung 131
5. Heilung der Abhängigkeit über Religion und Weltanschauung? 138

V. Der Alkoholiker und seine Angehörigen 148
1. Das Problem 148
2. Naheliegende Fehlreaktionen 150
3. Vom Aufbau einer helfenden Beziehung zum Suchkranken 154

Fragebogen für Alkoholkranke. 163
Verzeichnis der Fachwörter 170
Literaturverzeichnis 174

Vorwort zur 7. Auflage

»alkoholkrank?« hat seit seinem Erscheinen im Jahr 1970 ein vielfältiges Echo gefunden. Und zwar nicht nur bei Alkoholkranken und ihren Angehörigen, sondern auch bei Beratungsstellen, niedergelassenen Ärzten und Kliniken, ja sogar bei Universitäten.

Nachdem bereits die Herausgabe der 7. Auflage ansteht, ist eine Überarbeitung des Buches notwendig geworden. Das bezieht sich insbesondere auf das 1. Kapitel, in dem die mit unserer Wohlstandsgesellschaft gegebene Suchtdisposition dargestellt wird. Die sich rasch verändernden gesellschaftlichen Verhältnisse machten es notwendig, diesen ersten Teil ganz neu zu fassen. Das 2. Kapitel wurde bei der Überarbeitung gestrafft und ergänzt. Mit den neuhinzugekommenen Kapiteln soll insbesondere den Anregungen aus dem Leserkreis Rechnung getragen werden. Angehörige fragten immer wieder nach Verständnishilfen, um gezielter und angemessener auf die Alkoholiker zugehen zu können. Selbsthilfegruppen wünschten sich ein Nachschlagewerk, das »nasse Alkoholiker« ebenso ansprechen wie dem ambulant oder stationär Behandelten als Gedächtnisstütze dienen könnte.

Christlichen Gruppen, die sich während der letzten Jahre erfreulicherweise verstärkt um Suchtkranke bemühen, lag an einer Darstellung der Möglichkeiten, die als »innere Heilung« in Gemeindekreisen bekannt geworden sind.

Der Versuch, diesen verschiedenartigen Wünschen Rechnung zu tragen, muß naheliegenderweise begrenzt bleiben. Um so mehr sind Verlag und Verfasser auch in Zukunft für Rückmeldungen und Verbesserungsvorschläge dankbar.

Auf Wunsch des Verlags wurde das Fachwörterverzeichnis beibehalten und ergänzt. Dem fachlich nicht vorgebildeten Leser soll damit eine Art von Fachwörterbuch an die Hand gegeben werden, während dem Erfahreneren ein ständiges Unterbrochenwerden seines Gedankengangs durch im Text eingestreute Fremdworterklärungen erspart bleiben soll.

Die Illustrationen wurden nicht nur vermehrt, weil sie sich bei vielen Gelegenheiten bewährt haben – von der Tonbildserie beim Selbsthilfegruppenabend bis zur projektorgesteuerten Veranschaulichung der Suchtphänomene bei Vorlesungen für Medizinstudenten –; die Zeichnungen sollen darüber hinaus insbesondere den Leserkreis ansprechen, dem der Zugang zum geschriebenen Wort zunächst schwerfällt.

An dieser Stelle möchte ich Herrn H. Giebeler, der als Graphiker die im Gespräch mit vielen Alkoholikern entstandenen Bild-Ideen in so einfühlsamer Weise aufgenommen und in seine Zeichen-Sprache übersetzt hat, besonders danken. Mein Dank gilt auch meinen Sekretärinnen, Frau D. Rosenbauer und Frau J. Maier, die sich in vielfältiger Weise um das Manuskript verdient gemacht haben. Nicht zuletzt ist hier noch Herr E. Müller vom Blaukreuz-Verlag Bern zu nennen. Seine Aufgeschlossenheit für die Anliegen der Alkoholiker und sein unermüdliches Engagement, ihre Situation durch die Bereitstellung geeigneter Literatur zu verbessern, hat die Herausgabe von »alkoholkrank?« erst ermöglicht.

Für Leser, die vor allem an Informationen über das Alkoholproblem interessiert sind, empfiehlt es sich, mit der Lektüre auf Seite 41 zu beginnen und sich die im ersten Kapitel gemachten Aussagen über die gesamtgesellschaftlichen Hintergründe der Suchtentwicklung erst später zu erarbeiten.

Möchte das Buch auch in seiner neuen Form vielen, die direkt oder indirekt vom Problem der Abhängigkeit betroffen sind, den Weg in die Freiheit weisen.

Wilhelmsdorf, im März 1981
Der Verfasser

Vorwort zur 10. und 11. Auflage

Die unverändert rege Nachfrage nach »alkoholkrank«? macht erneut die Herausgabe einer Neuauflage erforderlich. Zwar ist in den letzten Jahren das Informationsangebot über die Probleme der Suchtkrankheiten, insbesondere über die des Alkoholismus, erheblich gewachsen. Presse, Funk und Fernsehen bemühen sich immer wieder um diese Thematik.

Trotz dieses erfreulichen Wandels hat die moralisierende Bewertung des Alkoholismus durch die Gesellschaft kaum abgenommen. Das ist verhängnisvoll, weil sich die Betroffenen (und meist auch ihre Angehörigen) diese Sichtweise zu eigen machen. So kommen sie zu der fatalen Alternative: entweder gehöre ich zu der Gruppe der Anständigen, die wissen, wann sie genug haben; oder ich habe »mein Gesicht« verloren und muß auf meinen Platz in Familie, Beruf und Freundeskreis verzichten, muß in Zukunft Zuwendung und Respekt meiner Umwelt entbehren. Ein haltlos-labiler Trinker hat auf all das keinen Anspruch mehr.

So wird verständlich, warum auf den inneren Abteilungen unserer Krankenhäuser und an vielen anderen Orten Jahr für Jahr Unzählige lieber an den Intoxikationsfolgen ihres Suchtmittels zugrunde gehen, als Hilfe von Mitgliedern von Selbsthilfegruppen oder Fachleuten in Anspruch zu nehmen. Ihr Selbstwertproblem scheint ihnen unlösbar.

Dasselbe gilt von den Partnern, Kollegen und Freunden des Betroffenen, die mit der Übernahme der Co-Alkoholiker-Rolle glauben, ihm einen Dienst zu tun. Dabei wird das Vertuschen seines Trinkens und der Versuch, ihn vor den Folgen seiner Handlungsweise zu bewahren, sein Leiden nur verlängern und seine Situation auswegloser machen.

Ein Neuanfang ist für alle Beteiligten nur dann in Sicht, wenn sie bereit sind, sich ohne Rücksicht auf Verluste der Wahrheit zu stellen. »alkoholkrank?« wurde geschrieben, um solche Bemühungen zu unterstützen. Alkoholkranke und die Menschen ihrer Umgebung sollen sich in dem Widerstreit von Gefühlen, Selbst- und Fremdanklagen ein eigenes Urteil bilden und die Konsequenzen daraus ziehen können. Nur die Wahrheit kann uns freimachen (Johannes 8, 32). Also ist es notwendig, daß wir uns ihr stellen.

Neuffen/Württemberg, im Januar 1989
Der Verfasser

Das große Interesse, das »alkoholkrank?« im Raum der Gemeinden, besonders auch bei der Weiterbildung von Seelsorgern findet, macht die Herausgabe einer Neuauflage notwendig. Während der letzten Jahre ist in der Öffentlichkeit, insbesondere aber von Betroffenen und ihren Angehörigen, die Frage nach möglichen biologischen Abläufen im Verlauf von Suchterkrankungen immer wieder gestellt worden.

Im Abschnitt III/3. »Alkoholismus ist Krankheit« wird deshalb auf die Genetik der Suchtdisposition entsprechend dem derzeitigen Wissensstand eingegangen. Zwar beantwortet die Forschung auf diesem jungen Wissensgebiet längst noch nicht alle unsere Fragen. Doch lassen sich aus den bis heute vorliegenden Ergebnissen alle hinsichtlich des Umgangs mit Suchtdispositionen nötigen Schlüsse ziehen. Die inzwischen notwendig gewordene Aktualisierung der Formulierungen im Fragebogen wurde in dieser Neuauflage berücksichtigt.

Es ist mir ein Anliegen, an dieser Stelle dem langjährigen Leiter des Blaukreuz-Verlages Bern, Herrn E. Müller, der Mitte dieses Jahres in den Ruhestand getreten ist, herzlich zu danken. Seine Bemühungen um die Herausgabe von »alkoholkrank?« waren nicht nur von seinen reichen Erfahrungen und seinem großen Wissen getragen, sondern auch von einem außerordentlichen Engagement hinsichtlich des Wohls der Alkoholkranken und ihrer Angehörigen.

Neuffen/Württemberg, im September 1992
Der Verfasser

I. Die gesellschaftlich bedingte, allgemeine Suchtdisposition

1. Das Zeitalter der Süchtigkeit

Aus weiten Teilen der Welt wird uns heute von einem Ansteigen der psychischen Erkrankungen im allgemeinen und der Süchte im besonderen berichtet. Vom Suchtgeschehen werden immer jüngere Jahrgänge betroffen. Hier müssen Faktoren wirksam sein, deren Herausarbeitung und Darstellung für die Beantwortung der im Titel dieses Buches gestellten Frage große Bedeutung zukommt. Ganz offensichtlich hat die westliche Welt seit dem Ende des Zweiten Weltkriegs einen vielschichtigen Wandlungsprozeß durchlaufen, der die Wertvorstellungen ihrer Mitglieder sowie ihre Erlebens- und Verhaltensweisen tiefgreifend beeinflußt hat. Es ist zu erwarten, daß uns eine Erhellung dieses unübersichtlichen Geschehens ein besseres Verstehen der in unserer Gesellschaft ganz allgemein gegebenen Suchtgefährdung ermöglicht. Diese Vorgänge in ihrer Differenziertheit und ihren Auswirkungen umfassend zu beschreiben, ist heute allerdings nur schwer möglich. Dazu gehört nicht nur ein gewisser zeitlicher Abstand, sondern auch eine über die rein sozialwissenschaftliche Betrachtung weit hinausgehende interdisziplinäre Bearbeitung der Probleme. Von der Notwendigkeit zu solchem Vorgehen ist in den letzten Jahren schon viel gesprochen worden. Eine Verwirklichung der entsprechenden Projekte hat es bisher aber höchstens in Ansätzen gegeben.

Sozio-kulturelle Faktoren in einen ursächlichen Zusammenhang mit der zunehmenden Suchtmittelabhängigkeit zu bringen, mag deshalb mit mancherlei Risiken belastet sein. Doch angesichts der Lawine von Elend und Siechtum, von Leiden und Not bei den unmittelbar Betroffenen, bei ihren Angehörigen und im gesamten Gesellschaftsgefüge können wir uns nicht mit der Hoffnung auf in kommenden Jahren vielleicht zu erwartende Untersuchungsergebnisse zufrieden geben. Wir alle, insbesondere aber diejenigen, die sich in besonderer Weise für die Problemfelder Sucht und Abhängigkeit zuständig wissen, müssen versuchen, an den für uns heute faßbaren Ursachen-Wirkungs-Zusammenhang heranzukommen. Eine unserer vordringlichsten Aufgaben ist es dabei, schon im Vorfeld soweit irgend möglich die Entwicklung von süchtigem Verhalten und Abhängigkeit zu verhindern, so daß Suchtdispositionen möglichst gar nicht zustande kommen. Wenn wir uns weiterhin damit begnügen, dem schon suchtkrank Gewordenen Hilfe anzubieten, überlassen wir eine ständig größer werdende Zahl von Menschen einem ausweglosen Schicksal. Darüber hinaus ist eine Gesellschaft, die sich dem sozialen Fortschritt verpflichtet weiß, dazu aufgerufen, die von ihr geschaffenen Lebensbedingungen selbstkritisch zu überprüfen. Es geht also in diesem ersten Kapitel noch nicht um das Erscheinungsbild der Krankheit Alkoholismus und ihre Entstehung beim einzelnen. Davon wird später die Rede sein. Zunächst soll uns die Frage beschäftigen, inwiefern durch gesellschaftliche Rahmenbedingungen, in denen sich der einzelne schon vorfindet, Suchtentwicklung begünstigt und süchtiges Verhalten gefördert wird. Dabei muß unter anderem hinterfragt werden, ob die Voraussetzungen für das Wachsen und Gedeihen der nachfolgenden Generation tatsächlich so optimal sind, wie das dem Selbstverständnis unserer sich als sozial und fortschrittlich verstehenden Gesellschaft entspricht.

2. Die Bedeutung der Wertorientierung für die Bildung von Verhaltensnormen

Einer besonders einschneidenden, wenn auch in der Öffentlichkeit wenig registrierten, weil unmerklich verlaufenden Veränderung waren seit dem Ende des Zweiten Weltkriegs in den Vereinigten Staaten ebenso wie in Mittel- und Westeuropa die Wertvorstellungen unterworfen, die das menschliche Erleben und Verhalten maßgeblich beeinflussen. Schon Spranger hat auf die fundamentale Bedeutung der Wertorientierung für den Verlauf des menschlichen Lebens aufmerksam gemacht. In diesem Zusammenhang entwickelte er seine Werttypologie, aus der deutlich wird, wie der einzelne Mensch entscheidend von dem geprägt wird, was er mehr oder weniger bewußt als seinen höchsten Wert ansieht.

In Frage kommt die Ausrichtung auf die Werte Besitz, Macht, Kunst, Religion oder ähnliches. Die für uns tatsächlich bedeutsamen Werte – manchmal sind das andere als die von uns nach außen vertretenen – stehen in engem Zusammenhang mit unserem Gefühlsleben, ja sie wecken, verstärken und strukturieren Gefühle. Andererseits ist unsere Wahrnehmung emotional bedingt, das heißt, wir erleben die Welt durch unsere Gefühle hindurch. Gefühle, zum Beispiel Ängste, können die Ursache dafür sein, daß bestimmte Ereignisse oder Personen aus unserer Wahrnehmung ausgeblendet werden, sie faktisch für uns gar nicht vorhanden sind. Da unser Erleben weitgehend unser Handeln, Tun und Lassen bestimmt, wird als Ergebnis dieses Ursache-Wirkungszusammenhangs deutlich, wie sehr die Art und Weise unseres In-der-Welt-Seins von unseren Werten bestimmt wird. Die Bergpredigt bringt diesen Zusammenhang auf die einfache Formel: »Wo dein Schatz ist, wird dein Herz sein.« Dein Herz bestimmt darüber, für wen oder was Du Deine Kräfte einsetzest, wovon oder von wem Dein Handeln bestimmt wird.

3. Die Grundwerte unserer Gesellschaft

a) Das Ideal einer humanen Welt

Unter den großen demokratischen Staaten und Parteien Europas besteht eine weitgehende Übereinstimmung über die zielbestimmenden Werte für das gesellschaftspolitische Handeln. Es handelt sich um die Werte Freiheit, Gerechtigkeit und Solidarität, deren Ursprung in den Zielen der französischen Revolution – Freiheit, Gleichheit, Brüderlichkeit – unschwer zu erkennen ist.

Unter Ausrichtung auf diese Ideale erlebten und erleben wir einen gesellschaftlichen Prozeß, der die Menschen unserer Tage – zumindest nach Meinung eines wesentlichen Teils der fortschrittlichen Kräfte in unserer Gesellschaft – aus ihren traditionellen Fesseln befreien und Veränderungen herbeiführen soll. Die Herrschaft von Menschen über Menschen soll auf das kleinstmögliche Maß beschränkt werden. Chancengleichheit und Wohlstand müssen für alle gegeben sein. Das sind einige der wesentlichen Zielsetzungen, von denen Mittel- und Westeuropa während der letzten Jahre geprägt wurden. Als Endergebnis der dabei angestrebten Bewußtseinsveränderungen wird ein neuer Mensch gesehen, der von Marcuse als der konfliktlose Mensch in einer konfliktfreien Umgebung definiert worden ist. Um dieses Ziel zu erreichen, bedarf es selbstverständlich einiger Opfer. So müssen die übernommenen Werte und Normen in Frage gestellt werden. Sie würden dem Veränderungsprozeß zu einer offenen, humanen und gerechteren Gesellschaft der Freien im Wege stehen.

Bei dieser zweifellos etwas vereinfachten Darstellung ist nicht berücksichtigt, daß innerhalb der einzelnen Parteien den verschiedenen Werten doch eine unterschiedliche Bedeutung zugemessen und auch Reihenfolge, Betonung und Herleitung dieser Werte sowie die ihnen zugedachten Funktionen unterschiedlich gesehen werden. Für unseren Zusammenhang genügt es, den übergreifenden Gesamttrend herauszuarbeiten, der insbesondere während der vom Fortschrittsoptimismus gekennzeichneten 70er Jahre deutlich geworden ist.

b) Die heutige Realität

Trotz vieler sehr positiver Ergebnisse entsprechen aber die Auswirkungen auf die Gesellschaft und ihre Mitglieder nun ganz und gar nicht den hochgespannten Erwartungen. Süchtigkeit, seelische Erkrankungen und Selbstmordziffern nehmen ebenso zu wie Scheidungshäufigkeit und Kriminalität. Immer mehr tritt heute an die Stelle des Fortschrittsglaubens ein Gefühl der Resignation und eine spezifische Form von Hilflosigkeit, die wir heute auch als Orientierungs- und Sinnkrise zu bezeichnen pflegen. Wie konnte

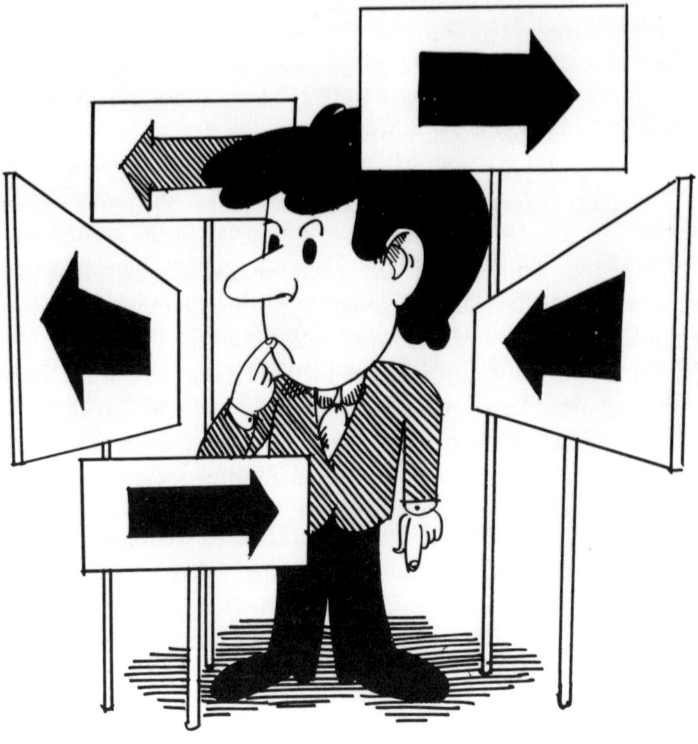

Die »Befreiung des Menschen« von Verhaltensnormen und ein pluralistisches Werteangebot ergeben noch keine Orientierungshilfe.

es angesichts einer Fülle von Maßnahmen, die sich mit Nachdruck auf die eingangs genannten Grundwerte ausrichteten, zu diesen Erscheinungen kommen?

Grundsätzlich ist dazu zu sagen, daß die Werte Freiheit, Gerechtigkeit, Solidarität als formulierte politische Ziele noch sehr wenig über ihren praktisch-existentiellen Nutzen für den Menschen aussagen. Zwangsläufig sind diese Begriffe so allgemein gehalten – sie könnten sonst eine breite Zustimmung von Menschen mit unterschiedlichen politischen, wirtschaftlichen und weltanschaulichen Zielsetzungen gar nicht finden –, daß sie einer inhaltlichen Füllung bedürfen, um überhaupt wirksam zu werden. Und offenbar hat bei uns im Laufe der letzten Jahre eine Füllung mit Inhalten stattgefunden, die für die Mitglieder unserer Gesellschaft keineswegs nur positive Folgen hatte. Mit anderen Worten: Diese Grundwerte bleiben gerade wegen ihrer Allgemeingültigkeit in ihrem Aussagewert und in ihrer normierenden Kraft unverbindlich. Dagegen enthalten sie ein Vakuum, das andere Werte und Kräfte geradezu anzieht und einlädt, unter dem Vorzeichen dieser Grundwerte eine eigene Dynamik zu entfalten.

Vergegenwärtigen wir uns noch einmal das Kräftespiel in unseren westlichen Staaten. Dem Wesen der Demokratie entsprechend, die immer auf das Wohlwollen und die Zustimmung der Mehrheit angewiesen bleibt, sind die staatstragenden Parteien innerhalb der Grenzen des Möglichen stets auf die Erfüllung von Wünschen und Erwartungen dieser Mehrheit ausgerichtet. Aus psychologischer Sicht kann es keinem Zweifel unterliegen, worauf sich diese Wünsche beziehen.

4. Psychologischer Exkurs zur Persönlichkeitsreifung

Nach Harald Schultz-Hencke, dem Begründer der neoanalytischen psychotherapeutischen Schule, haben drei Antriebsbereiche oder Grundstrebungen für den Menschen eine besondere Bedeutung. Es handelt sich um das Besitz-, um das Geltungs- und um das Sexualstreben. Schultz-Hencke sagt dazu folgendes: »Jene drei Gebiete menschlichen Strebens innerhalb der Vielfalt des Strebens zeichnen sich durch besondere gemeinsame Züge aus. Es handelt sich um diejenigen drängenden Bedürfnisse, an die der Mensch leicht sein Herz verliert, an die er sich triebhaft hinzugeben neigt, zum Schaden seiner Mitmenschen, aber mehr noch zum Schaden seiner selbst. An die er sich wieder und wieder verliert. Auf dieses Faktum kommt es an. Nicht daß er strebt, liebt, begehrt, ist dann das Wesentliche, sondern daß er sich selbst verliert, daß zum Laster wird, was Ruhig-sich-Entfalten des Lebens sein könnte. Nur weil dieser innere Schaden mit demjenigen parallel läuft, den expansives Erleben und Tun der Mitwelt zufügen kann, hat jenes dreifache Gebot (gemeint sind die aus der Geschichte der Ordensgemeinschaften bekannten Tugenden ›Armut, Gehorsam und Keuschheit‹, Anmerkung des Verfassers) aufgerichtet und seine strikte Befolgung mit dem Zeichen der Heiligkeit versehen werden können.«[1]

Schultz-Hencke mißt diesen Tugenden des freiwilligen Verzichts auf Besitz, Geltung und Sexualität die Funktion eines Grenzwertes zu, der »die Richtung bestimmt, die das Leben nehmen soll, wenn es nicht in sich zerfallen soll«.[2]

Der Mensch ist also einerseits angelegt auf die gesunde Entfaltung dieser Strebungen, auf die Befähigung, zu haben und zu besitzen, Macht auszuüben und etwas zu gelten, liebend auf andere zuzugehen und sich ihnen hinzugeben. Aber als Gefahr droht ihm andererseits die Möglichkeit des Sich-Verlierens an diese Antriebskräfte, wenn sie ihm zum obersten Daseinswert werden. Zerstörung des eigenen Lebens und Schädigung der Mitmenschen sind die Folgen.

Anders ausgedrückt geht es im Verlauf der menschlichen Reifung um die Integration dieser Antriebsbereiche in die Persönlichkeit, deren Menschsein sich gerade im gesteuerten Umgehen-Können mit Besitz, Macht und Sexualität entfaltet. Nicht die unbegrenzte, schrankenlose Weckung und Erfüllung der darauf bezogenen Bedürfnisse führt zu Humanität, zu relativem Glück und zur Befähigung, als soziales Wesen Mitglied einer größeren Gemeinschaft zu sein. Der Entfaltung der Antriebsbereiche muß eine gegenläufige Entwicklung folgen, wenn sich der Mensch in einem tieferen Sinn selbst verwirklichen und dabei sich selbst in einer die ihn umgebende Gemeinschaft förderlichen Weise einbringen soll. Das betrifft sowohl die Befähigung zur Zurückstellung seiner Wünsche und Bedürfnisse zugunsten des Du beziehungsweise zugunsten einer Entfaltung des Wir als auch die Fähigkeit, dabei gelassen und zuversichtlich zu sein.

Bedeutende Autoren wie Richter, Spitz und Jakobson sehen in diesem Zusammenhang zwei Hauptursachen für das Mißlingen des Sozialisationsprozesses, das heißt des Heranwachsens von Säuglingen und Kindern zu geistiger und seelischer Gesundheit.[3] Einmal handelt es sich um sogenannte Erlebnisse mit Verführungscharakter, durch die bestimmte Triebimpulse vorzeitig geweckt oder übertrieben geschürt werden. »Es besteht die Vorstellung, daß die Verführung dem Kind das Aufgeben der für eine Durchgangsphase angemessenen Form der Triebbefriedigung erschwere und es damit auf einer frühen Stufe der Trieborganisation festhalten könne. Sigmund Freud spricht hier von Fixierung. Die schädliche Auswirkung verführender Einflüsse wird nicht nur darin gesehen, daß sich das Kind wegen der ihm angebotenen reichlichen Befriedigung schwer von einer bestimmten Stufe der Trieborganisation lösen kann, sondern auch darin, daß es in besonderem Maße wehrlos wird, die doch eines Tages unausbleiblichen Versagungen auszuhalten.«[4] Dieser Wehrlosigkeit werden wir später in anderem Zusammenhang noch begegnen.

Als zweite Möglichkeit, die entwicklungspsychologischen Reifungsprozesse tiefgreifend zu beeinträchtigen, sieht Richter das »Wuchernlassen« der auf Lustgewinn und Machtausübung gerich-

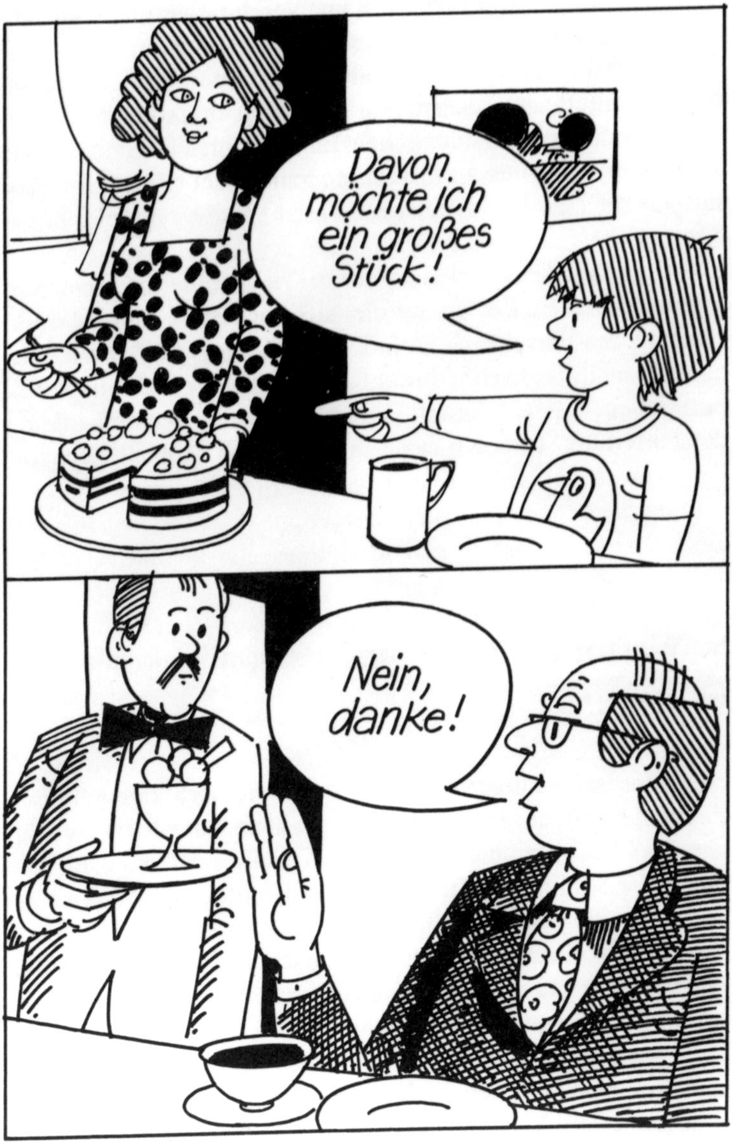

Reifung geschieht nicht auf einer Einbahnstraße. Zugreifen- und Sichwünschen-Können – z. B. auf der Geburtstagsgesellschaft – muß ebenso erlernt werden, wie das Verzichtenkönnen – z. B. des Magenkranken.

teten Regungen, wodurch die Ichentwicklung gestört wird. »In diesem Fall wird zwar keine direkte Verführung ausgeübt, aber dem Kind werden einfach die altersgemäß notwendigen Versagungen vorenthalten, die zur Stärkung der Ichfunktionen notwendig sind. Im psychodynamischen Effekt kommen damit direkte Verführung und einfache Laxheit im Sinne einer bloßen Unterlassung der altersgemäßen Versagungsreize einander in vieler Beziehung nahe.«[5]

Richter faßt diese beiden typischen Wirkungsmechanismen von traumatischen Einflüssen auf die nachwachsende Generation so zusammen: »Verführung fördert direkt pathogene Triebstimulation, dadurch zugleich indirekt Schwächung der regulativen Ichfunktionen. Laxheit fördert direkt pathogene Beeinträchtigung der Ichreifung. Dadurch zugleich indirekte Triebüberflutung.«[5]

5. Wertorientierung und Persönlichkeitsentwicklung

Nach unserer heutigen Auffassung zeichnet sich eine entfaltete Persönlichkeit, die das Leben bestehen kann, vor allem durch ihre gereiften Ichfunktionen aus. Unsere Gesellschaft leistet durch die von ihr geschaffenen Bedingungen in umfassender Weise der »Verführung« und der »Laxheit« im Richterschen Sinne und damit der Reifungsverhinderung Vorschub. Die nach Spitz und anderen Forschern notwendigen Versagungen werden durch unsere Wertorientierung diskriminiert. Damit wird bei uns heute, so ist aus den zitierten wissenschaftlichen Erkenntnissen zu schließen, auf vielen Ebenen die Voraussetzung dafür geschaffen, daß eine immer größer werdende Zahl der Mitglieder unserer Gesellschaft in Unreifezuständen verhaftet bleibt. Daraus ergeben sich zwangsläufig weitreichende Folgen.

Dieser fatale gesellschaftliche »Fortschritt« ist von den Verantwortlichen unserer Gesellschaft und in der breiten Öffentlichkeit offensichtlich um so weniger zur Kenntnis genommen worden, als dieser Prozeß unter dem Vorzeichen positiver Veränderung und Wandlung zu einer humaneren Gesellschaft erfolgte. Es ist kein Zufall, daß unsere Gesellschaft auf die vielfältig bedrohlichen Symptome der Entwicklung der letzten Jahre so wenig oder zumindest so wenig effektiv reagierte.

Der menschliche Abgrund, an dessen Rand uns die technisch-zivilisatorische Entwicklung und unsere fortschrittlich-optimistische Zielsetzung während der letzten Jahre geführt haben, hängt aufs engste mit der neuen Identität zusammen, die sich unser Staat in unserem nachchristlichen Zeitalter selbst gegeben hat. In der vorsozialistischen Aera beschränkte sich der Rechtsstaat auf die Sicherung des inneren Friedens, auf die Bewahrung von Leib und Leben, Freiheit und Eigentum seiner Bürger. Für das private und wirtschaftliche Ergehen des Einzelnen fühlte sich der Staat höchstens am Rande verantwortlich. Der »moderne Staat« hingegen versteht sich als »weltliche Gegenkirche« (Matts), der sich auf dem Hintergrund der philosophisch längst überholten Fortschrittsidee »die Politisierung des Glücksbegriffs und die utopische Interpretation dieses Glücks« angelegen sein läßt. Das religiöse Motiv der Erlösung und Befreiung des Menschen zu einer neuen Daseinsform wurde vom Staat säkularisiert. Der Staat übernahm das Ziel, den Menschen Heil zu bringen, und sieht das dementsprechend als eine politisch zu lösende Aufgabe an. So fühlt sich heute der Staat nicht nur für das private und wirtschaftliche Wohl und Wehe des einzelnen Bürgers verantwortlich, sondern geradezu für alle Schattierungen von Glücks- und Heilserwartungen des modernen Menschen. Ausgehend von der Voraussetzung, daß eine Veränderung der gesellschaftlichen Verhältnisse und der sich daran anschließenden Bewußtseinsveränderung zu einer konfliktlosen Welt und damit zwangsläufig auch zu einem konfliktfreien Menschen führen müsse, kommt der Staat unversehens unter einen kaum vorstellbaren Druck von Hoffnungen, Erwartungen und Ansprüchen auf das Glück. Wird dieses Glück verstanden als Ansehen, Wohlstand, Macht, Freiheit und Bildung, so hat der einzelne jetzt nicht nur eine Verwirklichungschance, sondern entsprechend der selbstgewählten Identität des Sozialstaates einen Rechtsanspruch darauf.

Dabei bringt das vom Glauben zum Fortschrittsglauben degenerierte Glücks- und Heilsstreben noch ein weiteres mit sich. Die Erfüllung von Glücksansprüchen und Fortschrittserwartungen ist zwangsläufig immer schon überholt. Sie können nur ständiger Anlaß für neue weitergehende Ansprüche sein.

Vom Staat und den ihn tragenden Parteien wird – wie das vom ambivalenten, infantil gebliebenen Heranwachsenden im Verhältnis zu seinen Eltern bekannt ist – ein tägliches, ständig steigendes Maß an Beglückung und Befriedigung erwartet. Ein Zustand der Zufriedenheit, eine Bedürfnisstillung und damit Entlastung und Entspannung der Beziehung kann naturgemäß nie eintreten. Auch hier ist es den Verantwortlichen bisher nicht gelungen – sofern sie diese Absicht überhaupt hatten –, sich von solchen utopischen Ansprüchen zu lösen und ihre Unerfüllbarkeit dem Bürger deutlich zu machen (vergleiche Hennis: Regierbarkeit[6]). Sehen die Politiker der verschiedenen Lager vielleicht ihre eigene Identität in Frage gestellt, wenn sie ihre Unfähigkeit eingestehen würden, solchen irrealen Forderungen zu entsprechen? Für die positive Herausforderung eines großen Teils der Mitglieder unserer Gesellschaft im Sinne einer Stärkung der Eigenverantwortlichkeit und des Abbaus von Fehlansprüchen und falschen Erwartungen, sowie der Herausforderung zur Entfaltung eigener Kräfte und Möglichkeiten, würde damit freilich ein entscheidender Dienst getan. Und genau damit würde ein für die Gesamtheit außerordentlich bedeutsames Stück an primärer Suchtprophylaxe geleistet.

Wir haben uns auf Seite 16 die Bedeutung der komplementären Entfaltung der drei Grundantriebsbereiche für die Reifung zum mündigen, persönlichkeitsstarken und zu verantwortlichem Handeln befähigten Mitglied der Gesellschaft deutlich gemacht. Maßgeblich beeinflußt wird diese Entwicklung von den Bezugspersonen der ersten sechs Lebensjahre. Darüber hinaus spielen aber kollektive, von der Gesellschaft ausgehende Einflüsse eine erhebliche Rolle. Das Verhalten der Erzieher, ihre subjektiven Werthaltungen und Lebensformen und damit auch ihre Gefühlsbeziehungen und Konfliktsituationen, werden weitgehend durch gesellschaftliche Ideale mitbedingt. Somit ist ein enger Zusammenhang zwischen der gesellschaftlichen Wertorientierung und der Reifung eines großen Teils der nachwachsenden Bürger einer Gesellschaft gegeben. Verdeutlichen wir uns diese allgemeine Aussage am Beispiel der drei Persönlichkeitsgrundstrebungen.

a) Wertorientierung und Persönlichkeitsentwicklung im Bereich des Besitzenwollens

Den Strebungen des Haben- und Besitzenwollens werden in unserer Gesellschaft zunächst einmal die Grundwerte der Gerechtigkeit und Solidarität gegenübergestellt. Gerechtigkeit wird heute vor allem verstanden als Chancengleichheit. Demzufolge geht es uns heute um die Gleichheit der Lebensumstände, des Einkommens und des Besitzes, obwohl jedermann klar ist, daß Gleichheit in Anbetracht der unterschiedlichen Bedürfnisse und Strebungen nie von Dauer sein kann. So wie Gerechtigkeit vor allem erwartete oder gar verlangte Gerechtigkeit ist und sehr viel weniger eine ausgeübte und gewährte Gerechtigkeit, so wird auch Solidarität begriffen als die Verpflichtung der Solidargemeinschaft, allen, die sich an irgendeiner Stelle benachteiligt oder zu kurz gekommen fühlen, Hilfestellung entsprechend den geäußerten Bedürfnissen zu geben.

Diese guten Handlungsmaximen geraten im praktischen Umgang des Staates mit seinem Bürger allzu leicht zu einem verwöhnenden, dienstfertigen Verpflichtetsein des Staates, den immer neuen Wünschen und Bedürfnissen zu entsprechen. Der Staat sollte sie möglichst schon im voraus wahrnehmen und sie so weit abdecken, daß dem Bürger ein Maximum an Lustempfindung und Sorgenfreiheit gewährleistet wird. Gerechtigkeit wird so zur Anspruchshaltung, die Besitzstand, Gesundheit, Arbeitsplatz, ja körperliches und seelisches Wohlbefinden auch gänzlich ohne eigene Leistung garantiert haben möchte. Ganz ähnlich wird Solidarität zur beanspruchten Leistung auf eine Form von Zuwendung, auf Lebensbedingungen und einen gesellschaftlichen Rahmen, der eine maximale Durchsetzung der eigenen Interessen ermöglicht, was häufig unter dem Stichwort der Selbstverwirklichung geschieht. Der Staat hat das Risiko für alle Wechselfälle des Lebens abzunehmen. So wird der Staat ebenso zuständig gemacht für die Bereitstellung aller notwendigen Krankenhäuser in möglichst perfekter Form wie für den Wunsch von Frauen, die aus persönlichen oder sozialen Gründen kein Kind zur Welt bringen wollen.

Von daher ist es nur logisch, wenn sich auch die Eltern dieses Vorgehen zu eigen machen und die verwöhnende Wunscherfüllung auf dem materiellen Sektor immer mehr die Regel darstellt. Dazu gehört, daß dem Konsum der von den Massenmedien produzierten Unterhaltungskonserven immer weniger Grenzen gesetzt werden. Reizüberflutung bei Kindern wird so zum Regelfall.

Hauptgewinnerin dieser Situation ist vorläufig noch die freie Marktwirtschaft. Unter solchen Bedingungen lassen sich Produktion und Nachfrage in idealer Weise aufeinander abstimmen. So ließ sich bisher über eine untergründige Manipulation der Konsumenten das Wirtschaftswachstum sicherstellen, ohne das der Staat seine selbstgewählte Heils- und Erlöserrolle wahrzunehmen nicht imstande ist. Dabei muß ein Gerechtigkeitsbegriff immer fragwürdiger werden, der das Verfallensein an Habenideologie und Anspruchsdenken fördert. Dasselbe trifft für einen Begriff von Freiheit zu, der die Bindungslosigkeit und die Autoritätsverteufelung begünstigt und in Ordnung, Ruhe und Leistung die eigentlichen Gegner sieht. Fragwürdig ist auch ein Solidaritätsbegriff, der die Eigenverantwortlichkeit unterminiert und zugleich Haltungen fördert, die andere zum Ausbeutungsobjekt der eigenen Wünsche und Interessen macht. Dabei ist es völlig unerheblich, ob das unter Schlagworten wie Selbstverwirklichung, Persönlichkeitsentfaltung und anderem geschieht.

Fragen wir uns auch hier nach den Auswirkungen auf die Persönlichkeit. Der wachsende Lebensstandard und eine Fülle zusätzlicher Leistungen führen nach dem Motto »Je mehr er hat, je mehr er will« zu immer neuen Ansprüchen. Das Erreichte wird sofort zur Selbstverständlichkeit und zum Ausgangspunkt für neue Forderungen. So erzeugt jedes neu erreichte Ziel nur neue Unzufriedenheit. Unter anderem liegt die Ursache dafür in dem Profilierungsbedürfnis des Infantilen. Will ein anderer dasselbe haben wie er, droht ihm Bedeutungslosigkeit. Das kann er nicht ertragen. Er muß auf irgendeinem Gebiet etwas Besonderes darstellen und sich von den anderen abheben. So führt mangelnde Ichreifung und Persönlichkeitsentwicklung über den subjektiven Zwang zu vermehrtem Haben und Besitzen zu einem immer stärkeren und rücksichtsloseren Egoismus, zu einem immer nachhaltigeren Festgelegtsein auf die Habenstruktur. Habsucht, Besitzgier und Selbstsucht sind die Folgen einer gesellschaftlichen Ausrichtung auf das Besitzen als *den* Weg zum Glück. So entstand eine Wohlstands-Faszination, die noch nicht einmal für den Gedanken Raum ließ, das Erlernen von Bescheidenheit und Verzichtenkönnen könnte für angehende Erwachsene lebenswichtig sein.

Haben und Konsum haben deshalb einen so großen Stellenwert bei uns bekommen, weil nur so ein ständig zunehmender Wohlstand, das heißt eine breite Streuung des Eigentums für weite Bevölkerungsschichten, verbesserte Freizeit- und Urlaubsregelung, sozialer Fortschritt und vieles andere mehr möglich wurden. So konnte sich das Lebensmotto des Wohlstandsbürgers entwikkeln: »Besitze möglichst viel. Je mehr du hast, desto mehr steigt dein Ansehen, und desto glücklicher wirst du sein.«

Die ursprüngliche Zielsetzung unserer Gesellschaft, die einen neuen Menschen in einer neuen Gesellschaft anstrebte, beschränkt sich heute immer mehr darauf, jedermann mit Wohlhabenheit oder gar mit Luxus beglücken zu wollen. Unbegrenzte Produktion und schrankenlose Freiheit sollen zu unbegrenztem Glück führen.

Ganz unmerklich, aber um so nachhaltiger wurde dabei die Aufmerksamkeit des einzelnen von den Möglichkeiten, etwas für die Entfaltung der eigenen Person zu tun, positives Erleben durch aktive Veränderung des eigenen Seins zu bekommen, abgelenkt. Die Erwartungen richteten sich immer ausschließlicher auf eine von der Umwelt hervorgebrachte, über die Solidargemeinschaft zu erreichende Befriedigung der Bedürfnisse, ja der Heilserwartungen. Mit anderen Worten, Wirtschaftswachstum und der vermehrte Absatz von industriellen Gütern führten zu einer immer größeren Passivität und Anspruchshaltung der Konsumenten.

Ein eindrückliches Beispiel dafür ist im körperlichen Bereich die Rolltreppe, die es dem Bürger angesichts der immer zahlreicher werdenden Straßenunterführungen ermöglichen soll, Höhenunterschiede ohne eigene Anstrengungen zu überwinden. Dabei ist allgemein bekannt, daß an erster Stelle der Todesursachen in den westlichen Industriegesellschaften die Herz-Kreislaufschäden stehen. Eine sehr wirksame Vorbeugungsmaßnahme dagegen wäre tägliches Treppensteigen, das im Zuge der Erledigung alltäglicher Verpflichtungen ohne großen Zeitaufwand im Zweistufen-Geschwindschritt erfolgen könnte. Damit wäre schon Wesentliches für ein Herz- und Kreislauftraining getan, wäre ein bedeutsamer Eigenbeitrag zum Gesundbleiben geleistet. Die alltägliche Beobachtung zeigt jedoch, daß sich nur ein verschwindend kleiner Teil unserer Zeitgenossen diese Einsicht zunutze macht. Die wenigen Treppensteiger neben der Rolltreppe werden meist mitleidig belächelt. Ist es nicht dumm, sich anzustrengen, wenn es auch bequem und mühelos geht? Die negativen Auswirkungen auf Gesundheit und Lebenserwartung werden offensichtlich aus dem Bewußtsein verdrängt. Es besteht die Gefahr, daß sich diese Haltung allmählich auf alle Lebensgebiete ausbreitet. Warum soll ich Mitglied in einem Sportverein werden, wenn ich erstklassiges Geräteturnen und Fußball mit Oberliganiveau auf dem Bildschirm mitbekommen kann? Warum soll ich selbst ein Instrument spielen, wenn ich auf Knopfdruck meine Lieblingskomponisten von erstklassigen Interpreten vorgetragen bekomme? Warum sich stundenlang mit einer Gipfelbesteigung mühen, wenn mir die Bergbahn schon nach Minuten einen umfassenden Fernblick ermöglicht und ich mir im Liegestuhl des Berghotels die mein Ansehen steigernde Gletscherbräune auf bequemste Weise verschaffen kann? Warum nach dem anstrengenden Büroalltag noch eine Stunde spazierengehen, um die quälenden Kopfschmerzen loszuwerden, wenn das in Minutenschnelle auch mit einer Tablette zu schaffen ist, ohne daß ich auf den spannenden Fernsehkrimi verzichten müßte? Warum sollte ich mich ernährungsmäßig umstellen und mir mehr Bewegung verschaffen, um meiner Neigung zur Verstopfung zu begegnen, wenn ich durch Einnahme eines Medikaments meine mir liebgewordenen Eß- und Lebensgewohnheiten beibehalten kann? Selbst passiv bleiben und die Erledigung des Störenden und Unbequemen den zivilisatorisch-technischen Errungenschaften überlassen, ist Trumpf. Das betrifft besonders junge Menschen, deren Grundbedürfnis es an sich ist, Erfolgsgefühle zu haben und die eigenen Kräfte und Fähigkeiten zu entwickeln. Aber auch hier geht es bequemer und perfekter über den Weg der Identifikation mit Idolen, die eigene Anstrengungen ersparen. Der neue »James Bond« vermittelt ein gesteigertes Selbstgefühl in Sachen Mut und Tapferkeit ebenso wie das Hochgefühl, das mit der lässig-charmanten Eroberung vieler Frauenherzen verbunden ist. Und je phantastischer die Leistungen dieser bewunderten Idole geraten, um so größer wird der Abstand zur eigenen Kläglichkeit, ohne daß sich der passiv bleibende Zuschauer der mangelnden Entfaltung seiner eigenen Kräfte bewußt wird.

Die Ideale von Gleichheit und Solidarität verheißen heute einer großen Zahl von Mitgliedern unserer Gesellschaft ein Maximum an Daseinsfreuden und Genüssen, das weder durch Unpäßlichkeiten noch durch Anforderungen aus der Umwelt getrübt werden darf. Frustrationsfreie und harmonische Beziehungen werden als Dauerzustand erwartet, obwohl für jeden Nachdenklichen einsichtig ist, daß dieses Ideal einer leidensfreien Gesellschaft allenfalls für einige Wenige erreichbar sein kann. Und auch das nur unter der Voraussetzung, daß der übrige Teil der Gesellschaft die sich daraus ergebenden Verzichte hinzunehmen bereit ist.

Zweifellos wird unser Dasein durch die zivilisatorischen Errungenschaften und die technischen Erleichterungen zunehmend bequemer und einfacher. An vielen Stellen wirkt sich das in vermehrter Lebensqualität aus. Vergleichen wir nur den Waschtag der Hausfrau von heute mit dem unserer Großmütter. Diese Fortschritte sollen gar nicht bestritten werden. Doch heute ist es an der Zeit, die Kehrseiten ins Auge zu fassen. Dazu gehört vor allem auch der Preis an Persönlichkeitssubstanz, an gereiftem Menschsein, der dafür bezahlt werden muß. Diese Tatsache haben wir bisher nur zu gerne aus unserem Bewußtsein verdrängt. Mangelnde Inanspruchnahme verringert nicht nur unsere körperliche, sondern auch unsere seelische Leistungsfähigkeit. Die bequeme Art und Weise, sich beispielsweise mit Hilfe der pharmazeutischen Industrie von jeder Unpäßlichkeit zu befreien, vermindert auch unsere Befähigung, Leiden, Spannungen und Konflikte des Lebens zu ertragen und sie aktiv durchzustehen. Dadurch entfällt gleichzeitig ihre reifungsfördernde Wirkung; das heißt die zivilisatorische Entlastung bringt verbreitet Symptome hervor, die uns aus der Psychologie als Folge der verwöhnenden Erziehung beziehungsweise als Begleiterscheinungen der Ichschwäche bekannt sind. Der Ichschwache kann weder körperlichen Schmerz noch seelische Belastung ertragen. Er empfindet Begrenzungen, Einschränkungen und Spannungen aller Art, wie sie in der Alltagsrealität des menschlichen Zusammenlebens entstehen, als unzumutbar. Statt dessen ist er auf die Vermeidung von Konflikten und Auseinandersetzungen um beinahe jeden Preis programmiert. In seiner labilen Seelenverfassung orientiert er sich an seinen Lust-Unlustzuständen, was genau zu dem Ausweichverhalten führt, das uns vom Süchtigen her bekannt ist. Je länger, desto mehr empfindet er jede Forderung nach psychischer Leistung, nach Durchstehen von Konflikten und Widrigkeiten als Zumutung. Die unlustbetonte Grundstimmung wird für ihn deshalb zum Dauerzustand, für den er seine Umgebung verantwortlich macht, und dessen Änderung er deshalb von vermehrter Zuwendung und Versorgung erwartet.

Ein weiteres aktuelles Beispiel dafür ist die hohe Zahl von Schwangerschaftsabbrüchen. Die Mehrzahl der Frauen, die in der Bundesrepublik eine soziale Indikation für sich in Anspruch genommen haben, gibt als Grund an, sie seien vom Verlassenwerden ihres Partners bedroht, wenn sie ihr Kind austragen würden. Das wird meist richtig sein. Wer wollte bestreiten, daß die Annahme des Mutter- und Vaterseins die Bereitschaft zu vielfältigem Verzicht erfordert? Wer ist bereit, solche Mühen freiwillig auf sich zu nehmen, wenn Bequemlichkeit, Unlustvermeidung und Maximierung des Lebensgenusses gesellschaftliche Norm geworden sind?

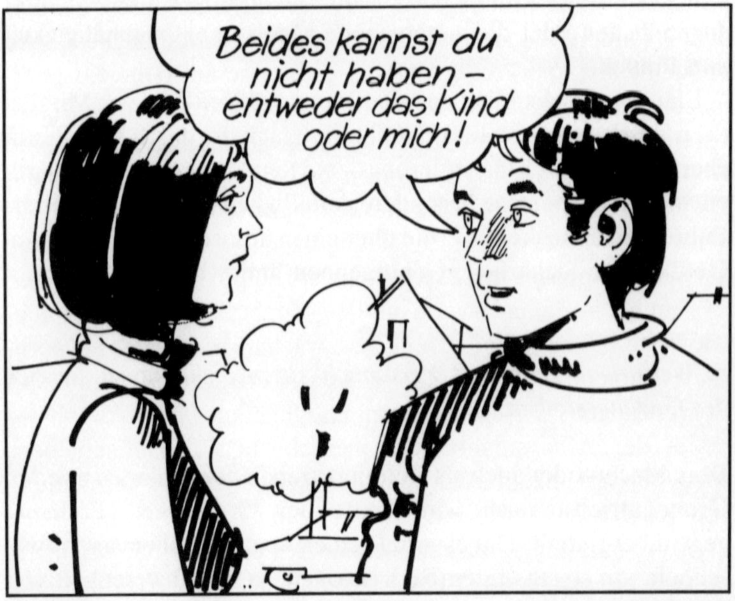
Beides kannst du nicht haben – entweder das Kind oder mich!

Nur eine »Verwirklichung des Wir« vermag auf Dauer glücklich zu machen.

Die Unbarmherzigkeit gegenüber dem werdenden Leben, die aus dieser Einstellung resultiert, ist nur ein Anzeichen dafür, wie aus der Leidensscheu und Ichsucht des Infantilen heraus unsere Welt zwangsläufig immer unmenschlicher wird. Humanes Verhalten setzt eben Opferbereitschaft, die Fähigkeit zu Verzicht und Selbstbeschränkung sowie eine gewisse Leidensfähigkeit voraus. Beim Ichschwachen, Ungereiften sind die Fähigkeiten, die Affekte Trauer, Schmerz, Angst, Unlust, Leere zu verarbeiten, nur ungenügend entwickelt. Deshalb ist er ihnen gegenüber wehrlos.

Er fürchtet, von ihnen überwältigt zu werden. Deshalb muß er schmerzhafte, unlustvolle Zustände um jeden Preis vermeiden. Von daher werden die Bedürfnisse, aus unserer gesellschaftlichen Realität auszusteigen und sich in eine Scheinwelt zu flüchten, verstehbar. Der wachsende Alkoholismus findet dadurch ebenso eine Erklärung wie der Konsum von Rauschdrogen aller Art unter Jugendlichen oder die zunehmende Medikamentenabhängigkeit von Frauen.

Eine Gesellschaft, bei der eine immer größere Zahl von Mitgliedern durch Leidens- und Konfliktunfähigkeit, durch tiefe Unsicherheit und durch Orientierungs- und Sinnlosigkeit geprägt wird, entwickelt zudem eine besondere Anfälligkeit für »charismatische Führerpersönlichkeiten«, die über einen autoritären Führungsstil Gefühle von Sicherheit, Geborgenheit und Stärke vermitteln.

b) Wertorientierung und Persönlichkeitsentwicklung im Bereich des Geltungsstrebens

Dem Macht- oder auch als Geltungsstreben bezeichneten zweiten Grundantriebsbereich wird heute der Grundwert »Freiheit« gegenübergestellt. Dabei wird Freiheit heute vor allem als Abwesenheit von sogenannten Repressionen, ja als Abwesenheit von Autorität verstanden. Freiheit ist heute üblicherweise Freiheit von etwas, also das Freisein von einengenden und die Entfaltung behindernden Traditionen, Werten, Normen und Gesetzen. Freiheit wird so zur emanzipatorischen Freiheit, die gleichzusetzen ist mit Ungebundenheit, Unabhängigkeit und weitestgehender Selbstbestimmung. Als Ziel wird Konfliktfreiheit angestrebt und die freie Entfaltungsmöglichkeit zu einem sorgenlosen, harmonischen Leben. Freiheit wird auch verstanden als Wahlfreiheit, sowohl im Blick auf die private als auch auf die berufliche Sphäre, worin eingeschlossen ist der Anspruch auf beliebige Trennungsmöglichkeit von einem Partner, auf Befreiung von belästigenden oder einengenden Gegebenheiten, zum Beispiel von ungeborenem Leben.

Traditionelle Werte wie Ruhe, Ordnung, Gehorsam, Leistung, sind von daher in höchstem Masse verdächtig. An ihre Stelle soll ein Dasein treten, das durch die Begriffe Humanität, Toleranz, Offenheit und Pluralismus gekennzeichnet ist.

So schön sich diese Begriffe auch in der Theorie anhören, so ist doch zu fragen, wie sie sich in der psychologischen Realität auswirken. Können sie in weiten Schichten der Bevölkerung und bei einem großen Teil derjenigen, die für die Erfüllung von Leistungen irgendwelcher Art verantwortlich sind, zu etwas anderem führen als zu der von Richter herausgestellten Laxheit? Wie Richter nachweist, führt das zu einer krankhaften Beeinträchtigung der Ichreifung oder, mit anderen Worten, zur Ichschwäche und zur unreifen Persönlichkeit. Nach René Spitz ist das mit einem Verhaftetsein an das Lustprinzip, das heißt mit einem hilflosen Ausgeliefertsein an die eigenen Lust-Unlust-Zustände verbunden. Die Diskriminierung der Autorität führt immer mehr zu einer Haltung, die den Dingen eben ihren Gang läßt, nicht mehr so genau hinschaut, keine Grenzen mehr setzt, sich sozusagen auf die eigenen Angelegenheiten zurückzieht. Wer kann es noch wagen, als Vater oder Lehrer Autorität zu sein und sich damit dem Verdacht auszusetzen, als fortschrittsfeindlicher Patriarch durch überholte Vorstellungen völlig unnötigerweise Spannungen und Konflikte zu schaffen und dabei Macht über andere auszuüben? Sanktionen der Gesellschaft auf abweichendes Verhalten unterbleiben immer häufiger. Im Zuge der sich wandelnden Maßstäbe werden die Grenzen immer weiter zurückgenommen, wie das zum Beispiel an der immer großzügigeren Ahndung von Eigentumsdelikten ersichtlich ist.

Verbindliche Regeln des Verhaltens gibt es nicht mehr. Das ist zwar vordergründig angenehm, andererseits fehlen aber jetzt auch die Grenzen, an denen sich der einzelne entfalten und entwickeln kann, an denen er Selbstsucht und andere gemeinschaftsschädigende Verhaltensweisen erkennen und abbauen und damit gemeinschaftsfähiger werden könnte. Die zunächst so erstrebenswert erscheinende Freiheit wird zur Orientierungslosigkeit, die verunsichert und letzten Endes ziellose, auf falsche Sicherheiten orientierte Menschen hervorbringt. Der Mensch darf, ja er muß sich selbst Maßstab sein.

Da es bei einer immer größer werdenden Anzahl von Mitgliedern unserer Gesellschaft zur Ausbildung von gewissenbildenden, innerlich haltgebundenen Instanzen nicht oder nur in ungenügender Weise kommt – die Psychotherapeuten sprechen in diesem

Zusammenhang von der Überich-Verdrängung als *der* Krankheit unserer Zeit –, sind für viele die Voraussetzungen für ein gekonntes Umgehen-Können mit ihrer Freiheit nicht gegeben. Weil sie Leitbilder, Ziele und Wertorientierungen nicht kennen, finden sie ihre Identität nicht mehr. Gesellschaftliche und familiäre Normen und Regeln, an denen der einzelne sich profilieren und zur Persönlichkeit entwickeln könnte, fehlen weitgehend. So werden eigenständige Persönlichkeiten immer mehr zur Mangelware, was sich insbesondere im Bereich der Politik, aber auch im Sport und insbesondere in der häuslichen und schulischen Erziehung bemerkbar macht. Da der Mensch, der eine Beziehung zu sich selbst nicht gefunden hat, auch nicht in der Lage ist, gereifte Beziehungen zum Du aufzunehmen oder zu gestalten, findet er auch zu keinem Lebenssinn. Er treibt irgendwo plan- und ziellos dahin. Es versteht sich von selbst, daß der Ichschwache mit seinem tiefsitzenden Widerwillen gegen alle Vater- und Leitbildfiguren selbst nicht in der Lage ist, gesunde Autorität zu sein. Auch wenn er sich eine antiautoritäre Erziehung als Maxime seines Handelns vorgenommen hat, so wird er doch zwangsläufig immer wieder zwischen einem Laisser-faire-Erziehungsstil, bei dem er sich um nichts kümmert und vor allem seine Ruhe haben will, und aggressiven Ausbrüchen, die auf seine infantile Hilflosigkeit gegenüber ihn belastenden Situationen und Anforderungen zurückgehen, hin- und herschwanken.

Besonders kennzeichnend für den Ichschwachen ist seine Ambivalenz, das heißt er lehnt Autoritäten oder Personen, die er als solche erlebt, nicht nur ab, sondern sie werden geliebt und gehaßt zugleich. Einerseits richtet er an sie große Ansprüche und Erwartungen, die sich in Versorgung, Hilfe und Unterstützung verwirklichen sollen, gleichzeitig hat er aber ein starkes Bedürfnis nach Distanzierung von solchen Personen. Er sieht sich von ihnen bedroht und will deshalb unabhängig sein. Die Entwicklung einer harmonischen und spannungsfreien Beziehung ist ihm von vornherein gar nicht möglich, und zwar völlig unabhängig von dem Verhalten des jeweiligen Gegenübers. Erst eine Aufholung seiner Reifungsdefizite ermöglicht ihm realitätsgerechtere Beziehungen.

Mit der gefühlsmäßigen Ambivalenz zu allen Beziehungspersonen und dem Identitätsmangel hängt ein weiteres Symptom zusammen. Es handelt sich um eine tiefgreifende Selbstunsicherheit, die mit einer erheblichen Selbstwertproblematik verbunden ist. Der Mensch befindet sich dann ständig auf der Suche nach sich selbst, nach seinem Wert und nach einer Rolle, in der er sich selbst annehmen kann. Gefühlsmäßige Stabilität, Belastungsfähigkeit und Stehvermögen in schwierigen Situationen können sich dabei nicht entwickeln. Der Mensch mit großen Selbstwertdefiziten hat einen ständigen Nachholbedarf an Zuwendung, Lob und Anerkennung. Er sitzt entweder gehemmt in seiner Ecke, oder er versucht ständig, sich in den Mittelpunkt der Aufmerksamkeit seiner Umgebung zu stellen. Von daher lebt er in einer ständigen inneren Abhängigkeit von den ihn umgebenden Menschen. Verantwortung kann er so weder für sich noch für seine Mitmenschen übernehmen. In der Regel vermag er gar nicht zu erkennen, wo und wann seine Verantwortung gefordert ist. Er ist viel zu sehr auf die Befriedigung der für ihn lebensnotwendigen Bedürfnisse fixiert. Alles, was nicht unmittelbar damit zu tun hat, existiert für ihn nicht. Soziales Verhalten, Rücksichtnahme und Schutz der Schwächeren müssen für solch einen Menschen solange theoretische Ideale und utopische Ziele bleiben, als er nicht die Möglichkeit zur Nachreifung seiner Persönlichkeit erhält. Davon soll später die Rede sein.

c) Wertorientierung und Persönlichkeitsentwicklung im Bereich der Sexualität

Der Antriebsbereich der Sexualität ist durch unsere gesellschaftliche Wandlung in besonderem Maß betroffen. Eine vermarktete Sexualität fördert den gefühlskalten Sexkonsum von Menschen unter weitgehender Reduzierung von Verantwortlichkeit und persönlicher Beziehung. In den Teufelskreis vom allüberall zur Schau gestellten Überangebot mit nachfolgender Übersättigung, Leere und Überdruß zum falsch programmierten Sexualstreben werden verständlicherweise in besonderem Maß die Jugendlichen einbezogen. Man denke nur an die offensichtliche Zielsetzung

Erlaubt ist, was Spaß macht

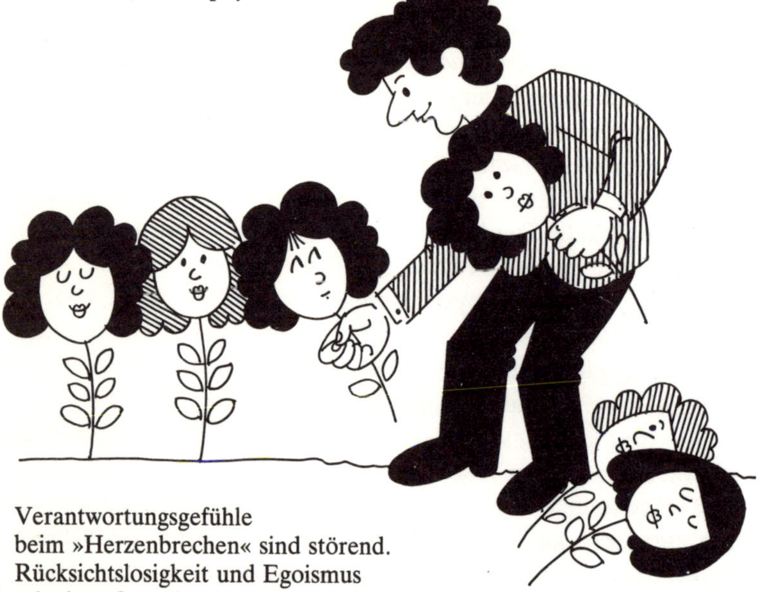

Verantwortungsgefühle
beim »Herzenbrechen« sind störend.
Rücksichtslosigkeit und Egoismus
erlauben Quantitätssteigerung.

gewisser Jugendzeitschriften, mit der als Befreiung und Fortschritt gefeierten Liberalisierung der Sexualmoral immer jüngere Jahrgänge anzusprechen. Wer darf verwehren, was biologisch möglich ist und Spaß macht? Wer hat das Recht, einem jungen Menschen angeblich längst überholte, moralisierende Vorstellungen aufzuzwingen, ja sie überhaupt nur zu nennen? Den Autoren dieser Zeitschriften ist offensichtlich der Blick für die Bedeutung des Wartenlernens völlig verlorengegangen. Das Aufschiebenkönnen von Triebbedürfnissen oder gar der zeitweilige Verzicht darauf erweitert die Selbststeuerungsfähigkeit. Nur so sind die Voraussetzungen für eine personalisierte, humane und auf die Dauer erfüllende Sexualität gegeben. Reifung erfolgt gerade in der Auseinandersetzung mit den eigenen Antrieben. Eine Partnerbeziehung, aus der heraus auch der nächsten Generation optimale Entwicklungsmöglichkeiten über eine stabile Primärgruppe geboten werden sollen, ist nur auf der Grundlage solcher

Reifungsprozesse möglich. Die rasche Erfüllbarkeit aller Wünsche und die Beseitigung der Tabus verringern die Möglichkeiten zu verantwortungsbewußtem Ausgerichtetsein auch auf das Wohlergehen des Partners. Das hat in den personalen Beziehungen ein Konsumdenken zur Folge, aus dem auf die Dauer nur Überdruß und Verachtung entstehen können.

6. Die Folgen der kollektiven Reifungsbehinderung für unsere Gesellschaft

Die Verfassung demokratischer Staaten pflegt ihre Bürger auf die Grundwerte Gerechtigkeit und Solidarität zu verpflichten. Diese Verpflichtung kann aber nur dann einen Sinn haben, wenn die heranwachsenden Mitglieder dieser Gemeinwesen über die Voraussetzungen zu entsprechendem Handeln verfügen. Ist das nicht der Fall, so muß es zu einer tief wurzelnden Krise der Wertorientierung kommen, die insbesondere als Unsicherheit in der geistig-moralischen Orientierung deutlich wird. Wir leben, und wir haben bis zum Ende der 70er Jahre Jahr für Jahr besser gelebt. Noch können wir uns fast alles leisten. Aber viele von uns wissen nicht mehr, wozu sie leben. Das Schlagwort junger Menschen unserer Tage »Wir haben Wohlstand und sonst nichts« macht deutlich, wie aus dem Verfallensein an die Haben- und Besitzideologie, an mehr oder weniger rücksichtslose Selbstverwirklichung, nicht zuletzt in der Partnerbeziehung, zwangsläufig eine Sinnkrise erwachsen muß.

Der in unserer Gesellschaft verbreitete Selbstbetrug bezieht sich in besonderer Weise auf unsere gesellschaftspolitischen Ideale. Unsere Grundwerte haben in der Wohlstandsgesellschaft eine Interpretation gefunden, die an der Realität des Menschen, insbesondere an seinen Grundbedürfnissen, das heißt an seinen Entwicklungs- und Reifungsnotwendigkeiten, vorbeigeht. Die falsch interpretierten Grundwerte führen deshalb zu Lebensidealen und Einstellungen, die nicht anders als krankmachend bezeichnet werden können. Besonders bedrohlich wird diese Entwicklung durch das psychologische Grundgesetz, wonach unbewältigte Konflikte und Reifungsdefizite der Eltern an die Kinder weitergegeben werden. So potenzieren sich diese krankmachenden Faktoren von Generation zu Generation.

Es ist offensichtlich, daß wir dabei sind, im Namen von Freiheit, Gerechtigkeit, Solidarität, Fortschritt, Humanität, Toleranz und Lebensqualität das seelische Grundpotential, die Befähigung des Menschen zur Lebensbewältigung, entscheidend zu verringern und eine programmierte Hilflosigkeit gegenüber dem Leben zur Regel werden zu lassen. Mit der ständigen Abnahme der Frustrationstoleranz, der Befähigung zur gesunden Selbstdurchsetzung, zur Verantwortungsübernahme, zur Veränderung der Umwelt, zum freiwilligen Verzichtenkönnen und zum Durchstehen eigener und fremder Krisen werden die Chancen des Menschen unserer Tage, in erreichbarem Maße glücklich zu werden, immer geringer. Dagegen wächst die Wahrscheinlichkeit eines Lebensversagens, mit oder ohne Drogen, immer mehr an. Freude, Kraft und Hoffnung schöpft der Mensch heute kaum mehr aus der von ihm bestimmten Art und Weise seines In-der-Welt-Seins, etwa seiner eigenen seelisch-körperlichen Verfassung und seines Tuns zugunsten anderer. Er wird zugleich immer unfähiger, seine Ziele langfristig ins Auge zu fassen und vordergründige Befriedigungswünsche zurückzustellen oder sich zunächst über Teilerfolge zu freuen. Harmonische und zugleich offene Beziehungen in der Partnerschaft und ein entspanntes, partnerschaftliches Verhältnis zur nachwachsenden Generation als Frucht durchgestandener Konflikte und eines geduldigen Bemühens um gegenseitiges Verständnis, werden immer mehr zur Ausnahme. Andererseits begünstigen die Zwänge zu Leistungsbezogenheit, Überforderung, Reizüberflutung und Streß eine Inaktivität, ein passives Sich-treiben-Lassen, das Erfolgsgefühle, Entfaltung der Kreativität und Freude am Leben mehr oder weniger ausschließt.

Kein Wunder, wenn viele unserer Zeitgenossen, insbesondere aber ein Großteil der jüngeren Jahrgänge, einer Resignation verfallen und die Neigung zeigen, aus der Gesellschaft auszusteigen. Das wird nicht zuletzt verständlich aus der Enttäuschung über die nicht in Erfüllung gegangenen großen, an die neue Gesellschaft geknüpften Heilserwartungen. Das Ideal einer toleranten, humanen Gesellschaft scheint weiter entfernt denn je. Inhumanität, das Fehlen von gegenseitiger Verantwortung und Rücksichtnahme, mangelndes Zusammengehörigkeitsgefühl und Bindungslosigkeit treten deutlicher denn je zutage. Offensichtlich sind wir dabei, ein Gemeinwesen der Infantilen zu errichten, die keineswegs aus bösem Willen heraus egoistisch, aggressiv und kalt reagieren, sondern aus Schwäche und Hilflosigkeit. Das Ineinander von utopischen Wertvorstellungen und fehlgeleitetem Erleben und Reagieren mit den sich daraus ergebenden charakterlichen Fehlentwicklungen bildet zwar immer noch den Nährboden für Hoffnungen auf eine bessere Welt und ein erneutes Wirtschaftswachstum. In der Realität kann sich daraus aber nichts anderes als eine immer weitergehende Zerstörung der Grundlagen unserer demokratischen Staaten ergeben.

7. Was bleibt uns zu tun?

Mancher Leser wird nun angesichts des großen Kapitals an gutem Willen und intensiver Bemühungen, das zahlreiche gesellschaftliche Kräfte mit dem Ziel positiver Veränderung eingebracht haben, und dem vergleichsweise bescheidenen Ertrag hinsichtlich der erreichten Lebensqualität versucht sein, zu resignieren. Kann der einzelne gegenüber den in der Gesellschaft wirksamen anonymen Kräften und Mächten überhaupt etwas ausrichten, wenn es auch den an den Schalthebeln der Macht Sitzenden, den Parteien, Gewerkschaften, Massenmedien und Kirchen nicht gelungen ist, all die negativen Entwicklungen zu verhindern? Gibt es angesichts der uns umgebenden Realitäten eine Alternative zu der Konsequenz: »Ich bin ohnmächtig, also lasse ich die Dinge treiben. Aus der ohne mein Dazutun verfahrenen Geschichte mache ich für mich selbst das Beste. Für den Rest bin ich nicht zuständig«?

Solche Gedankengänge mögen heute für viele naheliegend sein. Dabei wird aber allzu leicht übersehen, wie sich unsere problematische gesellschaftliche Entwicklung gerade aus Idealen und Werten ergeben hat, die von einer großen Zahl der Mitglieder unserer Gesellschaft mehr oder weniger engagiert übernommen und in einer Art und Weise interpretiert wurden, die Reifung behinderte oder unmöglich machte. Daraus erhellt, daß die Umkehr der Entwicklung genauso beim einzelnen ansetzen kann, ja ansetzen muß. Jedes Mitglied unserer Gesellschaft kann in seinem Lebensbereich entsprechend seiner Möglichkeiten den Gesetzmäßigkeiten Rechnung tragen, die zu Persönlichkeitsentwicklung und sinnerfülltem Leben der Menschen seines Lebenskreises beitragen.

Nicht nur im materiellen und ökologischen Bereich haben wir heute die Grenzen des Wachstums erreicht. Auch im Raum des Seelischen, vor allem in der Beziehung auf ganzheitliche Personwerdung, müssen wir neu lernen, Grenzen zu respektieren und die richtigen Prioritäten zu setzen. Wir können und dürfen dabei nicht warten, bis uns andere, etwa die Repräsentanten der Parteien oder andere gesellschaftliche Gruppierungen, mit gutem Beispiel vorangehen oder bis uns die Massenmedien neue Ideale schmackhaft machen. Das Engagement des einzelnen ist heute gefragt. Andere werden kommen und sich anschließen.

Die Entscheidung über Glück oder Unglück, Leben oder Tod, liegt mehr als wir uns das üblicherweise klar machen, in der Hand des Menschen. Freilich nicht indem wir die Welt in ein Paradies sozialer Zärtlichkeit verwandeln könnten, in dem jedermann konfliktloses Wohlleben ermöglicht würde. Eine Welt relativ harmonischer Beziehungen läßt sich nur schaffen durch Menschen, die dazu befähigt sind, sich den zwischenmenschlichen Konflikten mit Ausdauer und zugleich aktiv zu stellen. In dem sogenannten Gelassenheitsgebet der Anonymen Alkoholiker, das dem schwäbischen Theologen Oetinger zugeschrieben wird, ist diese Haltung sehr treffend charakterisiert. Es geht um die

Gelassenheit, die nicht veränderbaren Dinge anzunehmen, um den Mut, die veränderbaren anzupacken, und um die Weisheit, die Richtige der beiden Möglichkeiten im rechten Augenblick zu wählen.

Eine reifungsadäquate Entfaltung der Grundantriebsbereiche könnte dabei entscheidende Hilfe leisten.

a) Im Blick auf den Bereich des Habens wäre für viele Mitglieder unserer Wohlstandsgesellschaft zu fragen, ob es sich nicht in vieler Hinsicht auch einfacher und bescheidener und dabei sogar mit einem erheblichen Mehr an Daseinsfreude und Lebensqualität leben ließe? Etwa deshalb, weil dabei ganz neue Freiräume für die Entfaltung von zwischenmenschlichen Beziehungen entstünden. So steht – um nur ein Beispiel zu nennen – für unzählige kinderlose, junge Paare die Entdeckung des großen Beschenktseins bereit, die sich aus dem materiellen Verzicht und den Mühsalen, die um eines Kindes willen akzeptiert wurden, ergibt. Lebenserfüllung entsteht eben in der Regel erst als Frucht durchgestandener Unbequemlichkeiten und Herausforderungen.

Die Notwendigkeit zur sinnvollen Bewältigung der Wohlstandsangebote ergibt sich heute für Elternhaus und Schule gleichermaßen. Wir sehen jetzt viel deutlicher als in den Zeiten naiver Begeisterung über den technisch-zivilisatorischen Fortschritt, daß es ganz besonderer Voraussetzungen bedarf, um angesichts der verführerischen Angebote eines Supermarkts oder des Fernsehens dem Schicksal des »Konsum-Idioten« zu entgehen. Müßten sich Eltern und Lehrer nicht einiges einfallen lassen, um zur Erlernung dieser heute außerordentlich bedeutsamen Lebenskunst beizutragen? Gerade unter einem Teil der Jugendlichen gibt es heute sehr ermutigende Zeichen einer neuen Einstellung, die sich einem einfacheren Lebensstil zugunsten des Mehr-Zeit-füreinander-Habens und eines Raum-Gebens für kreative Bereiche verpflichtet fühlt.

b) Im Bereich der Geltung und Machtausübung käme es in Zukunft darauf an, daß wir uns nicht länger mit der Herausstellung theoretischer Ideale, beispielsweise einer repressionsfreien

Gesellschaft, in der Machtmißbrauch verhindert wird, begnügen. Wesentlich wäre für uns, dem Schwächeren tatsächlich einen Lebensraum zu verschaffen, in dem die »Starken« seine Interessen als gleichberechtigt anerkennen. Das würde zum Beispiel den Schutz ungeborenen Lebens mit sich bringen, das auch dann nicht mehr bedroht wäre, wenn der Freund – wie das leider allzu häufig geschieht – mit der Alternative droht: »Einer verschwindet. Entweder das Kind oder ich.« Wird in unserer Gesellschaft angesichts solcher Interessenkonflikte in der Regel nicht ganz selbstverständlich der Hilflose brutaler Repression ausgesetzt?

Und wer schützt Kinder und Jugendliche, die als potentielle Straßenmädchen und Strichjungen, als Käufer von Pornoheften und Besucher von Sexfilmen Ausbeutungsobjekt gewissenloser Geschäftemacher werden?

In Zukunft wird aber ebenso wie der Verzicht auf Machtausübung gegenüber den Schwachen die Bereitschaft zur Wahrnehmung gesunder Autorität, die sich an den Interessen des jeweiligen Gegenübers genauso orientiert wie an den eigenen, gefragt sein. Kinder benötigen die Herausforderung der Grenzsetzung und die Erlernung des »Nein« für ihre seelische Entwicklung. Nur Erzieher, die es trotz eigener Schwächen und Mängel wagen, in relativer Unabhängigkeit von eigenen Bedürfnissen nach Angenommensein und Konfliktfreiheit Autorität aus Liebe zu verkörpern, können solche Reifungsschritte ermöglichen.

c) Ganz ähnlich entfaltet sich eine in Wahrheit befreite, das heißt nicht zuletzt von der eigenen Selbstsucht emanzipierte Sexualität, wenn sie in eine ganzheitliche Beziehung eingebaut ist, die auf dem Wissen um eine den Augenblick überdauernde Verantwortlichkeit für den Partner beruht. In solch einer Beziehung wird die Verantwortung für derzeitiges wie für künftiges Glück, Wohl und Wehe des Partners bewußt mitübernommen. Diese Haltung zeigt sich nicht zuletzt auch in der Bereitschaft, Beziehungskonflikte auf der Basis der Treue durchzustehen in der Erkenntnis, daß genau dabei den Partnern maximale Entfaltungs- und Selbstverwirklichungschancen gegeben sind. In den heute verbreiteten, meist als Ehe auf Probe verstandenen »Lebensge-

Auf der Suche nach dem idealen Partner

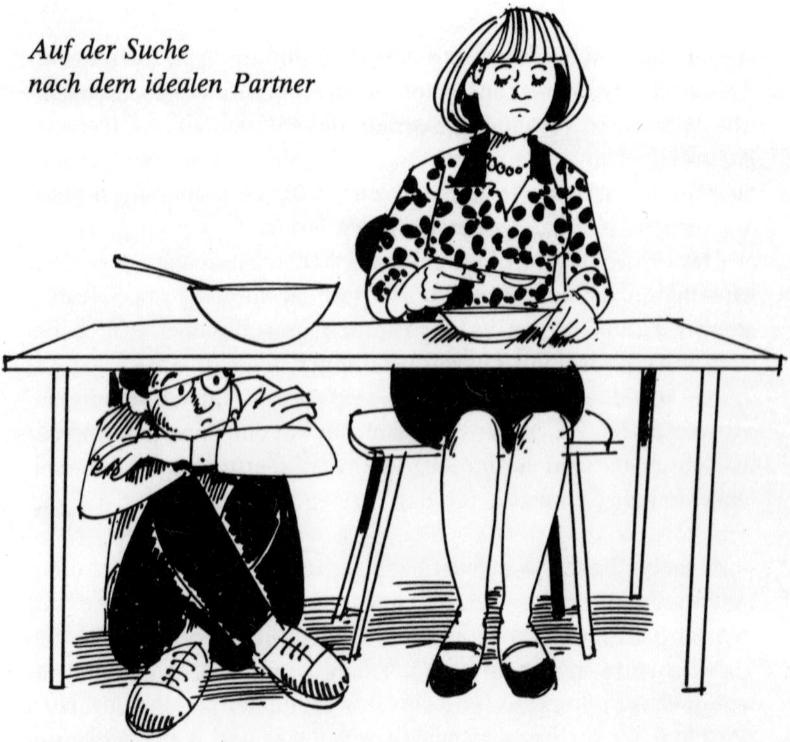

»Auch mein vierter Mann sitzt wieder unterm Tisch – woran das wohl liegen mag?«

meinschaften« oder in den auf Scheidung programmierten Ehen unterbleiben dagegen oft genug gerade in Krisenzeiten die anstehenden Reifungsschritte. Dabei bringt das scheinbar bequeme Ausweichen in eine problemlos erscheinende neue Beziehung in der Regel nichts anderes als die alten Schwierigkeiten in neuer Auflage. Das Erlernen des Sich-gegenseitig-Annehmens trotz offener Kommunikation im Gefühlsbereich führt zur Stabilisierung des emotionalen Beziehungsklimas in den Familien, das den wichtigsten Nährboden für das Reifen gesunder Persönlichkeiten darstellt.

Um es der nachwachsenden Generation möglich zu machen, das Abenteuer der Bewährung in einer pluralistischen, gerade wegen des Wohlstands mit vielen Gefährdungen versehenen Gesellschaft zu bestehen, benötigen wir neu gefüllte gesellschaftliche Werte und veränderte Formen des Miteinander-Umgehens. Die Zielsetzung der Erziehung in Familien und Schule sollte deshalb in Zukunft viel mehr als bisher die Heranbildung lebenstauglicher Persönlichkeiten im Auge haben.

Das erfordert allerdings ein gründliches Umdenken, das allen Beteiligten schmerzliche Prozesse zur Gewinnung von Selbsterkenntnis und Einsicht und die Hinterfragung des eigenen Lebensstils abverlangt und zugleich dazu nötigt, manche bittere Konsequenz zu ziehen und auf allerhand liebgewordene Gewohnheiten zu verzichten. Programme, die sich nur auf eine Veränderung der Gesellschaft ausrichten, aber die Veränderung des Menschen ausklammern, müssen an den harten Realitäten des Lebens scheitern.

Mancher Leser, der als Abhängiger oder als Angehöriger eines Alkoholkranken den Gedankengängen dieses ersten Kapitels bis hierher gefolgt ist, wird nun mit Ungeduld feststellen, daß ihm direkte Hilfe in seinem persönlichen Betroffensein bisher nicht zuteil wurde. So notwendig die Erörterung der gesellschaftlichen Problematik für das Anwachsen von Sucht und Abhängigkeit in unserer heutigen Welt ist, so wird dadurch zur Erhellung der Krankheit Alkoholismus und der persönlichen Schwierigkeiten der Betroffenen nur wenig beigetragen. Das soll nun im zweiten Kapitel geschehen.

II. Die Krankheitsentwicklung beim süchtigen Alkoholiker

Über die Entstehung der Krankheit Alkoholismus haben wir heute ein sehr viel größeres Wissen[7] als noch während der ersten Hälfte unseres Jahrhunderts. Während der letzten Jahrzehnte hat sich eine ganze Reihe von wissenschaftlich und nichtwissenschaftlich vorgebildeten Suchtspezialisten nicht mehr mit dem längst bekannten Wissen über die körperlichen Vergiftungsfolgen des Alkoholmißbrauchs begnügt. Sie bemühten sich um Erkenntnisse im Blick auf das seelische Geschehen, das der Entwicklung einer Suchtmittelabhängigkeit vorausgeht und sie begleitet.

Die Alkoholiker-Typologie der WHO

Besonders bedeutungsvoll sind in diesem Zusammenhang die Arbeiten von E. M. Jellinek, die von der Weltgesundheitsorganisation der Vereinten Nationen veranlaßt wurden. Nach den Richtlinien der Weltgesundheitsorganisation läßt sich das alkoholische Trinkverhalten der verschiedenen Bevölkerungsgruppen folgendermaßen einteilen:

I. Nichttrinker	
II. Trinker	
A) mäßig; B) exzessiv (ausschweifend), 1. unregelmäßig	} Nichtalkoholiker
2. gewohnheitsmäßig a) nicht süchtig b) süchtig	} Alkoholiker

Bei diesem Schema fällt dem fachlich nicht vorgebildeten Beobachter die Gruppe II B/2a besonders auf. Hier werden gewohnheitsmäßig im Übermaß trinkende Menschen als »nicht süchtig« bezeichnet. Es handelt sich um sogenannte »Gewohnheitstrinker«, deren organische Schädigung derjenigen eines Süchtigen entsprechen oder sie übertreffen kann.

Die sozialen Schäden bleiben dagegen verhältnismäßig gering, da der Gewohnheitstrinker seine Alkoholaufnahme willensmäßig noch zu steuern vermag oder sogar wieder zum mäßigen Konsum zurückkehren kann.

Der süchtige Alkoholiker ist zu einer Rückkehr zu kontrolliertem Trinken nicht in der Lage (vgl. 3. Phase, Seiten 67–68). Er hat, von Jellinek als Gamma-Alkoholiker bezeichnet, das Selbststeuerungsvermögen verloren. Streng vom Gewohnheitstrinker zu unterscheiden ist auch der sogenannte Spiegeltrinker, auch Delta-Alkoholiker genannt, der nicht in der Lage ist, auf eine ständige, über den Tag verteilte Alkoholaufnahme – wenn auch vielleicht in kleinen Mengen – zu verzichten (vgl. 4. Phase, Seiten 101–102). Die beiden letztgenannten Gruppen werden deshalb nach dem Urteil des Deutschen Bundessozialgerichts vom 18. Juni 1968 auch als krank im Sinne der Reichsversicherungsordnung (RVO) bezeichnet. Folgerichtigerweise müssen nach dieser höchstrichterlichen Rechtsprechung die gesetzlichen Leistungsträger (Kranken- und Rentenversicherungs- sowie übergeordnete Sozialhilfeträger) für die entstehenden Behandlungskosten aufkommen.

In unserer Abhandlung interessieren uns vor allem – entsprechend der Einteilung der WHO – der *süchtige* Alkoholiker, seine Entwicklungsgeschichte und seine Heilungsmöglichkeiten.

Ist Alkoholismus eine allergische Reaktion?

Zur Entstehung des Alkoholismus existieren verschiedene Theorien, die hier im einzelnen nicht genannt werden sollen. Interessant, weil häufig erwähnt, ist in diesem Rahmen die sogenannte Allergietheorie (s. auch Fachwörterverzeichnis).

Wegen der praktischen Bedeutung, die die Allergietheorie durch ihre Verbreitung in Kessels Buch »AA – Rausch und Heilung«[8] erlangt hat, soll darauf kurz eingegangen werden. Diese Alkoholismustheorie war bereits um die Jahrhundertwende zum erstenmal im Gespräch. Sie wurde neuerdings wieder aufgegriffen und von mehreren Forschern klinisch und experimentell überprüft. Doch keine der neueren Untersuchungen vermochte die Bildung eines gegen den Alkohol gerichteten Antikörpers oder die Bildung einer alkoholischen Allergie bei Mensch und Tier schlüssig zu belegen. Seltene Fälle von allergischer Reaktion auf Alkoholzufuhr lassen sich zwanglos auf andere Weise erklären. Immerhin scheint der Alkohol bereits bestehende allergische Reaktionen anderer Herkunft verstärken zu können. Das geschieht entweder auf direktem Wege über den Stoffwechsel oder indirekt durch Beeinflussung der Gefäßinnervation.

Die Allergietheorie des Alkoholismus ist also wissenschaftlich heute nicht mehr haltbar. Trotzdem hat sie eine gewisse praktische Bedeutung. Am Vorgang der allergischen Reaktion kann deutlich gemacht werden, wie schon eine kleine Menge eines Stoffes, gegen den der Körper überempfindlich ist, schlimme Folgen haben kann. Die Einhaltung einer strengen lebenslangen Diät, das heißt der Verzicht auf Alkohol zu jeder Zeit und in jeder Form, ist die unabdingbare Voraussetzung für einen Alkoholiker, der in Zukunft noch einmal in des Wortes eigentlicher Bedeutung *leben* möchte. Die Schlußfolgerung dagegen, der Alkoholiker sei gleich wie der Allergiekranke ein von einem unabwendbaren Schicksal Betroffener, ist falsch und in ihrer Auswirkung oft genug sehr schädlich.

Von erbbiologischen Faktoren, die nach den neueren Forschungsergebnissen zu einer Suchtdisposition führen können, wird auf Seite 117 die Rede sein.

Alkoholismus entwickelt sich nicht zwangsläufig

»Ich leide an einer Krankheit, der ich von Geburt an – nur ohne das zunächst zu wissen oder zu merken – ausgeliefert bin. Dafür kann ich nichts, ich trage dafür keine Verantwortung. Wenn ich mich nun zu dem Entschluß durchgerungen habe, lebenslang auf Alkohol zu verzichten, so habe ich damit alles mir Mögliche getan, um diesen unabänderlichen Gegebenheiten Rechnung zu tragen«, so denken nicht wenige Alkoholiker. Für den Allergie-Kranken mag das stimmen. Nicht dagegen für den Alkoholkranken.

Seine Krankheitsentwicklung steht in engem Zusammenhang mit seiner Charakterstruktur, das heißt mit dem seine Person kennzeichnenden Erleben und Verhalten in der Welt. Die Verantwortung für dieses seine Person charakterisierende Gewordensein muß er selbst tragen, auch wenn seine Umwelt in erheblichem Maße an ihrem Entstehen beteiligt war. Nur so eröffnen sich ihm Möglichkeiten zur Aufholung von Persönlichkeitsreifungsdefiziten und zur Neuorientierung seiner Persönlichkeit, für seine Änderung. Wenn er die Verantwortung für sein Werden und die Entstehung seiner Abhängigkeit weiterhin abweist und auf einem schicksalhaften Betroffensein durch Menschen und Umstände beharrt, so bringt er sich damit in eine ausweglose Situation. Erst wenn er sich der Aufgabe einer Veränderung seiner Haltung und Einstellung zum Leben stellt, können seine eigenen Bemühungen und die von Familienangehörigen, Freunden und hauptberuflichen Helfern zum Erfolg führen. Erst dann kann das Übel gewissermaßen an der Wurzel angepackt und können Maßnahmen eingeleitet werden, die bei den Entstehungsursachen der Abhängigkeit ansetzen.

Die neueren Untersuchungen ließen deutlich werden, daß es keine einzelne Ursache für den Alkoholismus gibt. Es handelt sich bei der »Trunksucht« nicht um ein einheitliches Krankheitsgeschehen, sondern um eine körperlich-seelische Komplexerkrankung. Sie findet sich als Symptom bei den verschiedensten Persönlichkeiten und Krankheiten. Die Diagnose »Alkoholismus« sagt zunächst nichts über Art, Ursache und Grad der Grundstörung aus. Es liegt ein seelisch-körperliches, gesellschaftliches und auch ein weltanschauliches Problem vor, das heißt daß gewisse seelische und körperliche Züge in einer bestimmten Umweltsituation, verbunden mit einer gewissen Grundeinstellung zum Leben, vorhanden sein müssen, damit sich die Alkoholsucht entwickeln kann. Dabei ist das Wörtchen »kann« zu betonen; sie kann sich entwickeln, aber sie muß es nicht. Das Ausweichen einer Person aus einer Konfliktsituation in eine Krankheit, den Selbstmord, die Süchtigkeit oder in strafbare Handlungen, setzt zwar ein von der Norm abweichendes Erleben und Verhalten, eine Störung der Erlebnisverarbeitung, ein Mißverhältnis zwischen den Kräften des Willens und dem Verlangen nach einer Lösung unerträglicher Spannungen oder auch einen Mangel an Anpassungsfähigkeit an die jeweilige Situation voraus. Aber daraus darf nicht der falsche Schluß gezogen werden, der Suchtentwicklung lägen determinierende Faktoren zugrunde, die den Betroffenen schicksalhaft zum übermäßigen Alkoholkonsum zwingen würden. Solche Vorgänge sind uns lediglich aus dem Bereich der Geisteskrankheiten bekannt, die zu einem »sekundären Alkoholismus« führen können.

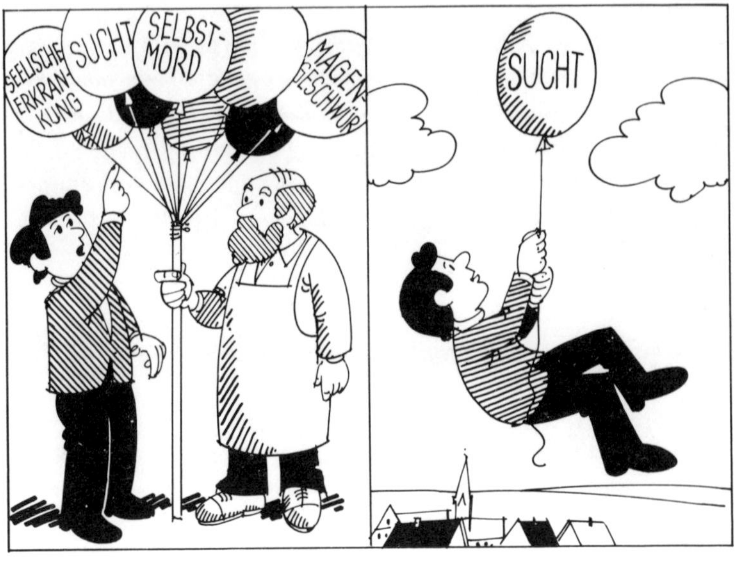

Ein Dreijähriger in einem erwachsenen Körper hat mehrere Möglichkeiten, sich durchs Leben zu mogeln.

Die jahrelange Beobachtung von Kindern, die durch neurotische Gehemmtheiten auf einer frühkindlichen Entwicklungsstufe stehengeblieben waren und deshalb eine kindliche, unausgereifte Charakterstruktur aufwiesen – zum Beispiel Kinder mit sogenanntem »oralem Charakter« –, ergab, daß sie in schwierigen Lebenslagen durchaus nicht zwangsläufig süchtig werden. Wie die Praxis zeigt, bleibt ihnen ein breiter Reaktionsspielraum für andere Fehlentscheidungen oder Fehlentwicklungen offen, wie der Weg in die Depression oder in psychosomatische Störungen, wie Magengeschwür oder Herz-Kreislaufbeschwerden. Sie können aber auch die Herausforderung annehmen und zu Antworten kommen, die auf die Dauer reifungsfördernd wirken. Deshalb ist es durchaus berechtigt, den Suchtkranken auf seine Verantwortung für das, wofür er sich entschieden hat, für die Richtung, in die er sich entwickelte, für die Kräfte, denen er gestaltenden Einfluß auf sich gewährte, anzusprechen. Die verschiedenen körperlichen und seelischen Faktoren und das soziale Feld, worin der Mensch steht, bilden nur die Voraussetzung für seine Entscheidung. Solche Faktoren legen zwar gewisse Entschlüsse nahe. Sie disponieren, aber sie bestimmen, sie determinieren nicht. Das beweisen eine große Zahl von Menschen, die ebenfalls eine schwierige psychische Entwicklung aufzuweisen haben, ohne deshalb je süchtig geworden zu sein. Die süchtige Fehlhaltung mit den in den verschiedenen Abhängigkeitsformen am häufigsten vorkommenden Typen wird an anderer Stelle dieses Buches ausführlich dargestellt.

Sucht – süchtige Fehlhaltung – Abhängigkeit

Wir sprechen heute von Sucht ganz unabhängig von den eingenommenen Drogen. Wie die Begriffe »Arbeitssucht« und »Spielsucht«, aber auch süchtige Verhaltensweisen im sexuellen Bereich beweisen, gibt es süchtige Haltungen auch ohne Drogenkonsum. Aus diesem Grund hat sich die Weltgesundheitsorganisation 1964 entschlossen, den Begriff Sucht im Bereich der Drogen durch den der Abhängigkeit zu ersetzen. Unter Abhängigkeit verstehen wir

Mißempfindungen, die nach Drogenentzug eingetreten sind, nachdem die Droge vorher über eine längere Zeit hinweg konsumiert wurde. Als weiteres Kennzeichen für die Abhängigkeit gilt die Aufhebung dieses Mißbehagens nach erneuter Zufuhr der ursprünglich eingenommenen Droge. Die WHO hat sieben Stoffgruppen herausgearbeitet. Je nach konsumierter Droge, nach Menge und Häufigkeit der Einnahme, kommt es zu verschiedenen Abhängigkeitsmerkmalen.

Stoffgruppen: 1. Morphine, 2. Barbiturate und Alkohol, 3. Kokain, 4. Cannabis, 5. Amphetamine, 6. Khat, 7. Halluzinogene.

Es gibt zwei Arten von Abhängigkeit:

a) Die körperliche (physische) und

b) die seelische (psychische) Abhängigkeit.

Körperliche Abhängigkeit zeigt sich immer nach Drogenentzug, wenn eine Reihe von körperlichen und psychischen Phänomenen auftritt. Seelische Abhängigkeit liegt vor, wenn ein unwiderstehliches Verlangen nach einer weiteren Drogeneinnahme vorhanden ist, entweder um Lust zu erzeugen oder Unlust zu vermeiden. Es ist durchaus möglich, daß seelische und körperliche Abhängigkeit getrennt voneinander bestehen. So löst zum Beispiel Kokain nur eine starke seelische Abhängigkeit aus, ohne daß es zur Entwicklung einer körperlichen Abhängigkeit kommt. Abhängigkeit gibt es also nur als Folge von Drogenkonsum, im Gegensatz zur Sucht, die sich völlig unabhängig von Drogen entwickeln kann.

Eine süchtige Fehlhaltung besteht bei dem später Abhängigkeitskranken längst vor der Suchtentwicklung. Für die Suchtentwicklung ist dann nicht die Droge an sich maßgeblich, sie steht ja praktisch allen Menschen zur Verfügung. Entscheidend ist der zielbewußte Antrieb eines einzelnen Menschen, sich dieser Droge zur Erzielung bestimmter Wirkungen zu bedienen. Das macht den einzelnen erst zum Abhängigen. Zu Sucht oder Abhängigkeit kommt es also aus seelischen Beweggründen heraus. Das soll an ein paar Beispielen verdeutlicht werden.

Gefühle als Einstieg in das Erleichterungstrinken

Die Mehrzahl der Alkoholiker leidet schon vor der Suchtentwicklung gehäuft an Scham- und Schuldgefühlen. Bei massivem Auftreten dieser Gefühle kommt es in einem Ausmaß zu depressiven Verstimmungen, die das Wohlbefinden des Betroffenen ernsthaft beeinträchtigen. Von daher tendiert er verständlicherweise dazu, sich dieser unangenehmen Zustände zu entledigen. Das gelingt vielen mit Alkohol besonders gut. Damit ist ein Einstieg in die Suchtentwicklung gegeben, den wir als Erleichterungstrinken bezeichnen. Bei wem Scham- und Schuldgefühle gehäuft auftreten, bei dem liegt meist zugleich eine besondere Form von Gehemmtheit vor, die es dem Betreffenden unmöglich macht, seinen Ärger auszusprechen und sich, abgesehen von Extremsituationen, zur Wehr zu setzen. Auch diese Reaktionsweisen und

»Flaschen-Hilfe«

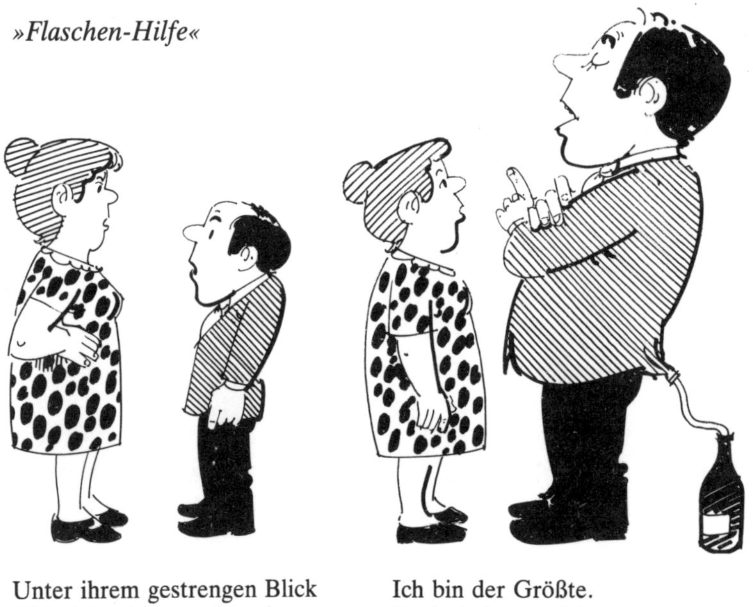

Unter ihrem gestrengen Blick fühle ich mich so schwach und minderwertig.

Ich bin der Größte. Recht habe nur ich.

Erfahrungen bilden eine spezifische Gefährdung hinsichtlich der Entwicklung einer Abhängigkeit. Durch die Einnahme eines Suchtmittels, etwa des Alkohols, kommt es zu einer kurzfristigen Beseitigung solcher Hemmungen. Affekte können dann geäußert werden und eine Selbstdurchsetzung wird möglich. Die narkotisierende Wirkung des Alkohols führt dabei häufig zu einer Verminderung der Selbstkritik, die überschießende Reaktionen wie aggressive Ausbrüche und Gewalttätigkeiten bedingen kann.

Bei Frauen findet sich in dem der Suchtentwicklung vorausgehenden Stadium häufig der Wunsch nach einer überragenden Position in den Augen der Umwelt. Die Alkoholikerin möchte zum Beispiel eine bedeutsame Rolle spielen und als die bemerkenswerteste Sekretärin des Betriebes oder als die beste Hausfrau des Dorfes anerkannt sein. Während in der Realität solche Wünsche unerreichbar fern bleiben, scheinen sie nach der Suchtmitteleinnahme plötzlich erfüllt zu werden. Ängste und Unsicherheiten werden gemindert oder gar zum Verschwinden gebracht. Auftreten und Verhaltensweisen werden entsprechend sicherer. Bisher verborgene Begabungen können zum Vorschein kommen. Bestimmte Körperfunktionen oder -reaktionen, auf die die Alkoholikerin vorher in einer ängstlichen Selbstbeobachtung fixiert war, werden für sie plötzlich unwichtig.

An diesen Beispielen wird deutlich, wie die süchtige Fehlhaltung, die auch Primärstörung oder Primärerkrankung genannt wird, den Ansatzpunkt für die Entwicklung einer Abhängigkeit darstellt.

Die Phasen der Alkoholsucht oder ein »Freund« entpuppt sich

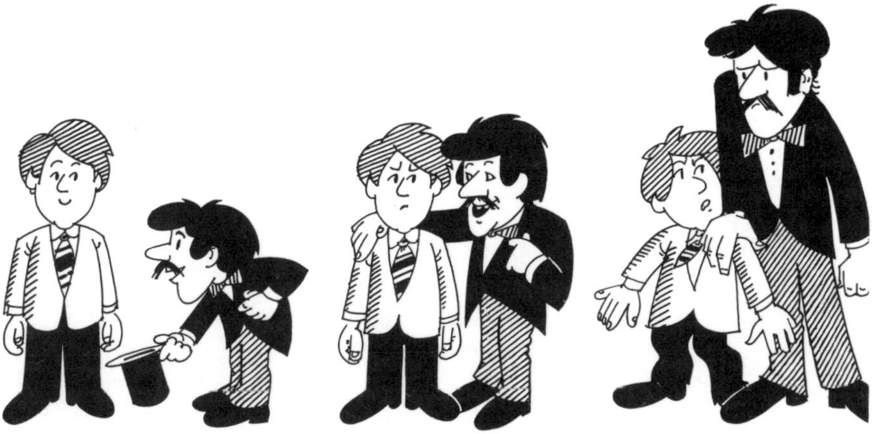

Stehe als Tröster
und Helfer
in allen Lebenslagen
ganz zu Ihren Diensten.

Keine Sorge,
ich erledige die Sache!
(Wer erledigt wen?)

Merkst du wohl,
was ich kann!

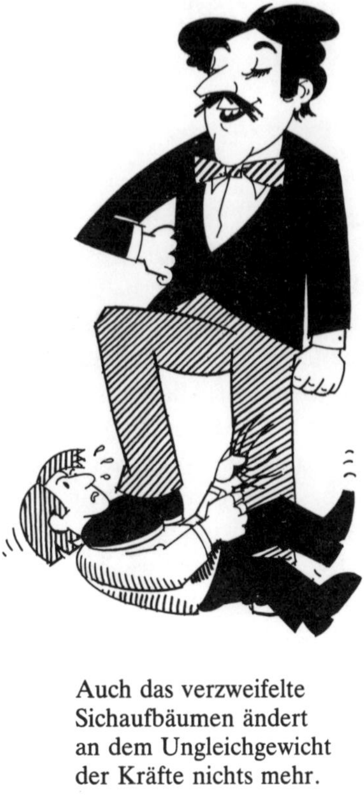

Auch das verzweifelte Sichaufbäumen ändert an dem Ungleichgewicht der Kräfte nichts mehr.

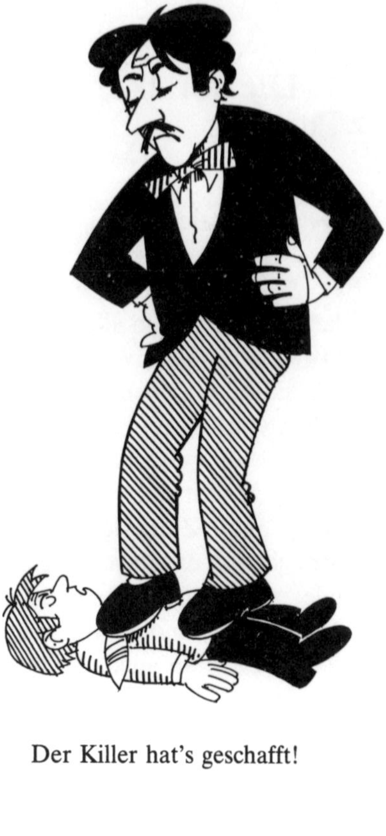

Der Killer hat's geschafft!

Die Phasen des Alkoholismus nach Jellinek

Die nachfolgende Darstellung bezieht sich in erster Linie auf die aus mehreren tausend Krankengeschichten gewonnenen Erkenntnisse, die von Jellinek unter der Bezeichnung »Strukturanalyse des alkoholischen Krankheitsprozesses« veröffentlicht wurden. Danach kann der süchtige Alkoholismus in vier Krankheitsabschnitte oder Phasen untergliedert werden.

1. Die voralkoholische, symptomatische Phase:

Heimlicher Beginn

In dieser ersten Phase des alkoholischen Krankheitsprozesses kann niemand, am allerwenigsten der später Suchtkranke selbst, etwas erkennen, was seinen Alkoholkonsum vom Verhalten gesunder Menschen unterscheiden würde. Und doch vermag der Erfahrene schon in dieser Zeit aus Verhaltensauffälligkeiten auf eine bestehende Suchtgefährdung zu schließen. Der Alkoholiker berauscht sich zunächst kaum. Er trinkt nur, bis er jenes Maß an entspannter Zufriedenheit, an Mut, Anregung oder Vergessen erreicht hat, das seine schlechte Laune, Angst oder Gehemmtheit oder auch seinen Mangel an Antrieb zum Verschwinden bringt. Zu den Zuständen, die mit dem »Stoff« verscheucht werden sollen, gehören auch die sogenannten funktionellen Störungen, also zum Beispiel Kopfschmerzen, Schlaflosigkeit, Herz- und Kreislaufbeschwerden, soweit deren Ursache überwiegend im seelischen Bereich liegt. (Vgl. Abb. S. 56 und S. 57) Anzeichen eines sozialen oder familiären Verfalls sind zu diesem Zeitpunkt noch nicht zu beobachten. Dadurch daß die Konfliktspannung

Alkoholische Scheinlösung
oder die Flucht ins Wolkenkuckucksheim

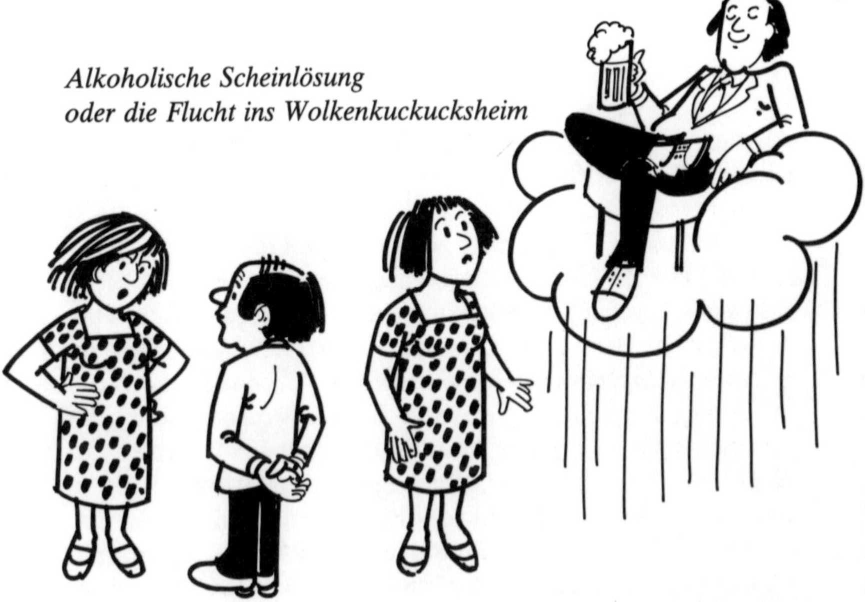

Unter ihrem gestrengen Blick fühle ich mich so klein und häßlich.

Mit meinem Glas kann mir niemand und nichts mehr etwas anhaben.

aufgelöst wird, ist das Problem des Alkoholikers wenigstens für den Augenblick erledigt.

Deshalb sprechen wir vom »heimlichen Beginn« der Trunksucht. Die einsetzende Suchtentwicklung wird weder vom Alkoholiker selbst noch von seiner Umgebung bemerkt, zumal dieses »Erleichterungstrinken« in gewissen Formen durchaus gesellschaftsüblich ist. Empfiehlt nicht die Alkohol- und Medikamentenreklame, es leicht zu nehmen, sich nicht lange mit Lösungsversuchen zu plagen, wenn etwas danebengegangen ist, sondern sich einfach mit einem kräftigen Schluck aus der Flasche zu trösten? Naturgemäß verliert sich die ausgleichende Wirkung der Droge bald wieder; das nötigt zu erneutem Trinken. Der Alkoholiker betrachtet deswegen seinen »Stoff« zunehmend als lebensnotwendige Medizin, die er immer häufiger nicht um des Genusses oder Durstes willen, sondern als »Seelentröster« benötigt. Das hindert ihn aber nicht, oft noch über Jahre hinweg als Begründung für sein Trinken anzugeben: »Weil es mir schmeckt!«

Was ist Alkohol?

An dieser Stelle soll kurz auf die Frage eingegangen werden, wie es zur Alkoholwirkung kommt. Alkohol mit der chemischen Formel C_2H_5OH entsteht bekanntermaßen durch Gärung. Ausgangsstoffe sind Zucker oder zuckerhaltige Flüssigkeiten. Während der Gärung wird der Zucker gespalten oder, wie die Chemiker sagen, abgebaut. Um diesen Abbau in Gang zu setzen, ist die Anwesenheit der Hefe notwendig. Genauer gesagt, wird ein Wirkstoff (Enzym oder Ferment) der Hefe benötigt, die Cozymase. Das Ferment Cozymase ist ein Stoffwechselprodukt des Hefepilzes. Die Hefepilze leben in den obersten Schichten der Erde, so daß sie leicht von Luftbewegungen erfaßt und fortgetrieben werden können. Sie setzen sich auf Früchten wie Äpfeln, Birnen, Weinbeeren fest. Im ausgepreßten Saft dieser Früchte können sie dann, falls keine gärungsverhindernden Vorkehrungen getroffen worden sind, sofort mit der Spaltung des Zuckers beginnen.

In diesem Zusammenhang ist es interessant, die Funktion des Alkohols aus der Sicht des ihn erzeugenden Hefepilzes zu sehen. Dieser Hefepilz hat Konkurrenten, etwa den Schimmelpilz und andere zuckerfressende Kleinlebewesen. Diesen Feinden gegenüber benutzt der Hefepilz den Alkohol als Waffe, er bringt sie damit um. Biologisch ist also der Alkohol in der Hand seines Erzeugers gegenüber den ihn umgebenden Lebewesen nichts anderes als ein Mordinstrument. Diese Tatsache macht man sich in der Medizin zunutze, indem man den Alkohol zur Abtötung von Krankheitserregern benutzt. Der Chirurg tauchte früher seine Hände vor der Operation in Alkohol und ließ sie an der Luft trocknen, um möglichst alle Keime zu beseitigen. Mit Hilfe eines in Alkohol getauchten Wattebauschs wird die Einstichstelle für die Spritzenkanüle keimfrei gemacht. Auch zur Konservierung von Lebensmitteln wird dieses Verfahren angewendet, etwa wenn die Hausfrau beim Einkochen die mit Marmelade gefüllten Gläser mit einem alkoholgetränkten Blatt bedeckt. Alkohol ist also ein Antibiotikum, eine zelltötende Flüssigkeit. Sie wirkt als Zellgift, das in schwachen Verdünnungen erregend, in stärkeren jedoch abtötend wirkt. Das kommt durch die hygroskopische Wirkung des Alkohols zustande, das heißt Alkohol entzieht Wasser. Dabei kommt es dann zu einer Entmischung der im kolloidalen Zustand im Zellprotoplasma enthaltenen Eiweißstoffe und danach zu einer Ausflockung und Gerinnung des Eiweißes. Damit wird das Protoplasma, an das alle Lebenserscheinungen gebunden sind, zerstört. Die Zelle ist abgetötet.

Kein Wunder, daß auch die Zellen des menschlichen Körpers durch jahrelangen Alkoholmißbrauch aufs schwerste geschädigt werden. Alkohol erweist sich damit als ein in die Gruppe der Betäubungsmittel gehörender Stoff. Wie bei allen Stoffen, mit deren Hilfe eine Betäubung erreicht wird, kommt es im Verlauf fortgesetzter Alkoholaufnahme zu vier aufeinander folgenden Narkosestadien: Zu Beginn das Einleitungs- oder Rauschstadium, mit dem schon eine gewisse Empfindungslosigkeit verbunden ist. Ihm folgt als zweites das Erregungsstadium, an das sich das dritte Stadium, das sogenannte Toleranzstadium, anschließt. Hier besteht Schmerzlosigkeit in verschiedenen Stufen. Im vierten Stadium tritt zunächst eine Atemlähmung und später ein Herz- und Kreislaufversagen ein, das mit Sicherheit zum Tode führt, wenn nicht rechtzeitig besondere Maßnahmen, wie zum Beispiel Auspumpen des Magens oder Herzmassage, durchgeführt werden.

Die Wirkung des Alkohols auf das Zentralnervensystem

Alkohol gelangt, nachdem wir ihn getrunken haben, über Magen und Darm in die Blutbahn und von dort aus zum Gehirn. Hier beginnt seine Wirkung auf das Zentralnervensystem. Zunächst wird das Großhirn betroffen, das mit der grauen Hirnrinde der Sitz des Bewußtseins, des Verstandes sowie die zentrale Empfangsstation für die verschiedenen Sinneseindrücke ist. Hier werden auch Vorstellungen und Erinnerungen miteinander verbunden und die Koordination unserer Bewegungen ermöglicht. Schon bei einem Blutalkoholgehalt von 0,3 bis 0,4 Promille läßt mit der sogenannten fröhlichen Stimmung, dem leichten Angeheitertsein, die Selbstkritik nach. Die intellektuellen und anderen Leistungen werden vermindert, die eigene Leistungsfähigkeit wird zugleich überbewertet, und Schwierigkeiten und Gefahren der Umwelt werden verkannt. Das steigert die Neigung zu risikoreichen Entscheidungen. Der Autofahrer, der sich im nüchternen Zustand darüber klar gewesen wäre, daß er vor der nächsten Kurve seine Geschwindigkeit auf 30 km verringern muß, traut

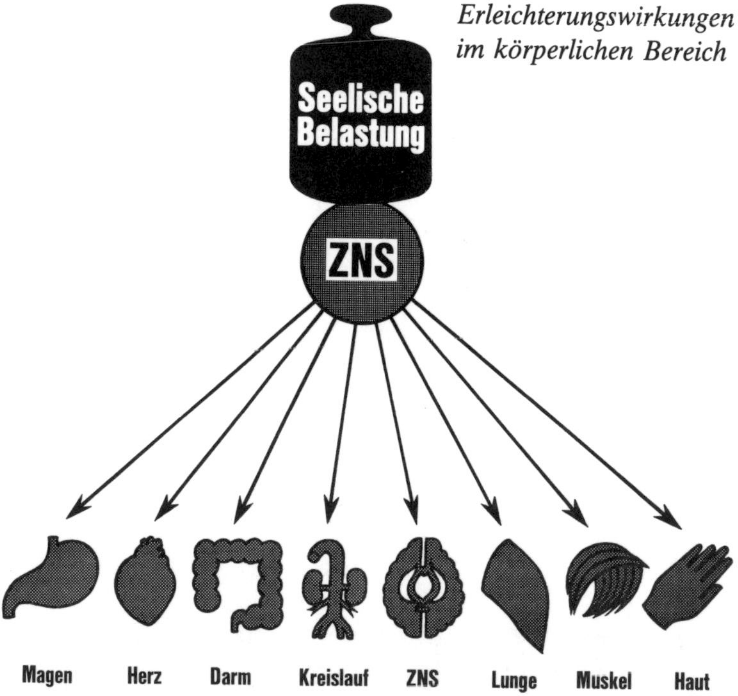

Das nichtbetäubte ZNS hat keine Filterwirkung
Durch seelische Belastungen kann es über das Zentralnervensystem (ZNS) zur Störung verschiedener Organe kommen. Die Ursachen körperlicher Störungen liegen vorwiegend im seelischen Bereich, wenn Belastungen über das ZNS an innere Organe, Muskeln und Haut weitergegeben werden.

sich jetzt zu, mit der doppelten oder dreifachen Geschwindigkeit fahren zu können.

Diese folgenschweren Auswirkungen des Trinkens beachtet der Alkoholiker zunächst viel zu wenig. Er sucht eigentlich nur seelische Erleichterung und Ich-Entlastung, er will eine Veränderung seiner Stimmungslage in Richtung auf Heiterkeit und Unbekümmertheit erreichen. Das erkauft er jedoch sehr teuer durch

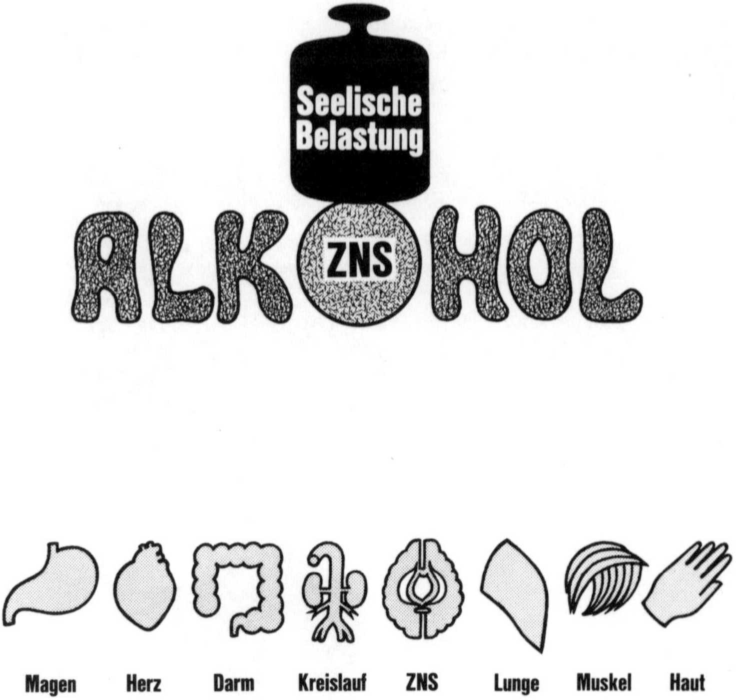

»Besserung« körperlicher Beschwerden durch Alkohol oder Medikamente
Das durch Alkohol oder Medikamente betäubte ZNS gibt die Belastung nicht mehr an die Organe weiter. Körperliche Beschwerden können so vorübergehend zum Verschwinden gebracht werden. Durch diese Erleichterungserfahrung ist der Weg in die Abhängigkeit vorprogrammiert.

eine Betäubung und Lähmung seiner Hirnfunktionen. So versetzt sich der Zecher, ohne das zu wollen und ohne sich über die oft weitreichenden Folgen klar zu sein, immer mehr in den Zustand eines Schwachsinnigen. Ist es verwunderlich, wenn ihm dabei im Laufe der Zeit seine Probleme über den Kopf wachsen? Mit der »problemlosen« Flasche Bier oder dem Gläschen Wein hat er sich im Grunde genommen nicht um seine Schwierigkeiten, sondern um die Fähigkeiten gebracht, die er zum Finden der richtigen Lösung dringend benötigt hätte.

In der zweiten Stufe des Trinkens wird das Kleinhirn gelähmt, das zusammen mit dem Großhirn Gleichgewicht und Spannungszustand (Tonus) der Muskulatur regelt. Dabei wird das Vermögen, sich im Gleichgewicht zu halten, beeinträchtigt. Die Musku-

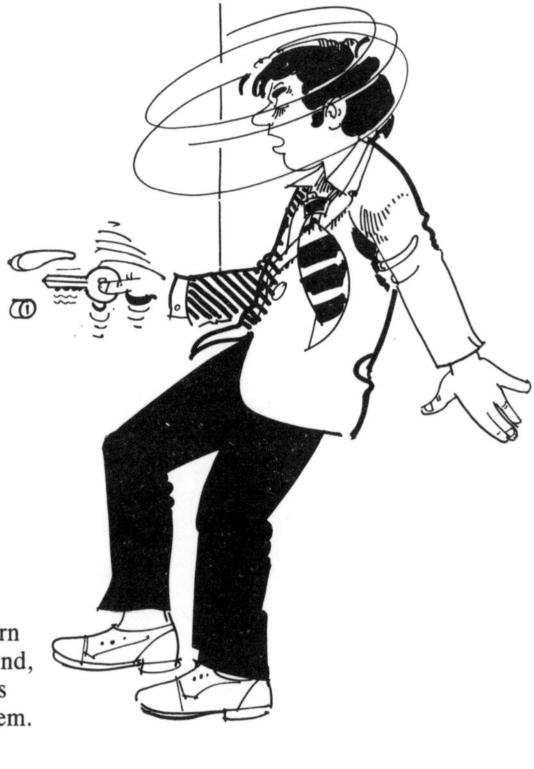

Wenn Groß- und Kleinhirn durch Alkohol gelähmt sind, wird sogar das Finden des Schlüssellochs zum Problem.

latur wird verschieden stark angespannt, die Koordination der Bewegungen ist gestört, was schon äußerlich an den schwankenden Gestalten erkennbar ist, die das Schlüsselloch an der Haustür nicht finden können und von einer Straßenseite auf die andere torkeln. Bei einem noch höheren Blutalkoholgehalt wird nicht das räumlich nahe gelegene Stammhirn betäubt, sondern zunächst das Rückenmark, von dem aus die Reflexe für unbewußte und unwillkürliche Bewegungen ausgelöst werden. Auch die Organe der Verdauungswege, wie beispielsweise Blase und Mastdarm, werden von hier aus gesteuert. Alkohol verursacht eine zunehmende Verlangsamung der Reizauslösung, bis die Reflexe schließlich nicht mehr ausgelöst werden können. Der reflektorische Verschluß von Blase und Mastdarm wird aufgehoben, so daß es zu einer Entleerung kommt und der Alkoholiker Stuhl und Harn unter sich läßt und seine Wäsche oder sein Bett beschmutzt. Bei einem Blutalkoholgehalt von mehr als 3 bis 4 Promille wird auch das Stammhirn gelähmt, in dem lebenswichtige Zentren wie Atem- und Kreislaufzentrum ihren Sitz haben. Unsinnige Wetten unter jungen Menschen und beim Militär, wo das »Extrinken« einer Flasche Schnaps als Heldentat gilt, führen zu solchen Blutalkoholkonzentrationen, die eine akute Alkoholvergiftung zur Folge haben. Auf eine Verlangsamung der Atmung folgt der Herzstillstand. Danach tritt der Tod ein.

Aus der Darstellung der Alkoholwirkungen auf das zentrale Nervensystem wird deutlich, wie töricht der Alkoholiker handelt, der sich den Zustand, in dem er »seine Ruhe hat«, mit der Ausschaltung des empfindlichsten und zugleich für unser Menschsein bedeutungsvollsten Organs erkauft, nämlich seines Gehirns. Kein Wunder, daß über Jahre aktive Alkoholiker, die mit jedem Rausch einige Millionen ihrer Gehirnzellen zerstört haben, den Rest ihres Lebens in einem Asyl verbringen müssen. Wie sich durch spezielle Untersuchungsmethoden nachweisen läßt, sind in ihrem Gehirn umschriebene Zellbereiche abgestorben, der Alkohol hat das ZNS im wahrsten Sinne des Wortes »gelöchert«. Das Gehirn dieser Menschen hat diese Art der fortwährenden Abschirmung vor der Wirklichkeit des Lebens nicht mehr mitgemacht. Doch diese Vogel-Strauß-Politik, das Kopf-in-den-Sand-

Stecken, um schwierige Situationen und Zustände nicht mehr wahrnehmen zu müssen, zerstört nicht nur das Gehirn. Der »Tröster Alkohol« erweist sich in allen Lebensbereichen als Betrüger. Er bietet zunächst scheinbar großzügig und ganz ohne Gegenleistung seine hilfreichen Dienste an. Er verspricht seinen Kunden, sie ganz ohne Gegenleistung aus ihren Lebensschwierigkeiten in einen paradiesischen Zustand zu versetzen. Diese Täuschung veranlaßt den Alkoholiker, sein Denkvermögen abzuschalten und sich damit der Möglichkeit zu berauben, Schwierigkeiten in angemessener Form und mit den geeigneten Mitteln zu lösen. Wie bei vielen Betrogenen kommt auch beim Alkoholkranken die Erkenntnis, aufs falsche Pferd gesetzt zu haben, meist erst dann, wenn schon schwere Schäden eingetreten sind. Dafür hat der Alkoholiker aber jetzt die Chance, sich um so nachhaltiger die Frage zu stellen, wie lange er sich noch an der Nase herumführen

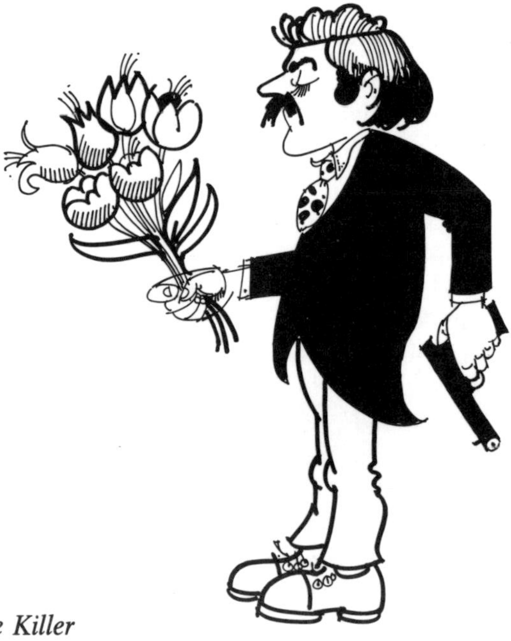

Alkohol, der galante Killer

lassen und die eigene Gesundheit und die seiner Angehörigen zerstören lassen will, wie weit er sich selbst in eine ausweglose Verzweiflung und seine Familie in Leid und Elend treiben möchte.

Vom Charakter des Alkoholikers

Im Gegensatz zur landläufigen Meinung ist die Persönlichkeit des Alkoholikers keineswegs schon von vornherein durch Haltlosigkeit und Verlogenheit gekennzeichnet, obwohl sich im Laufe der Krankheitsentwicklung entsprechende Symptome ergeben können. Den Angehörigen des Alkoholkranken und anderen Beobachtern springen dagegen bestimmte Reaktionsweisen ins Auge, die mit seiner Anfälligkeit für die entlastende Wirkung des Alkohols und anderer psychotroper Stoffe in einer engen Wechselwirkung stehen. Einmal kennzeichnet ihn eine übergroße Empfindlichkeit, die ihn schon unter alltäglichen Konflikten und Spannungen des Lebens mehr leiden läßt als den sogenannten »Normalen«; zweitens ist der Alkoholiker in der Regel unsicher und weich. Häufig läßt sich bei ihm schon von der Kindheit her eine sogenannte »Ich-Schwäche« feststellen. Er neigt dazu, sich gehen zu lassen und den Weg des geringsten Widerstandes zu wählen. Er ist bei seinen Entscheidungen übermäßig von der Meinung seiner jeweiligen Umgebung abhängig. Hinzu kommt ein Unvermögen, Spannungen über längere Zeit durchzuhalten. Die meisten Alkoholiker haben einen zu geringen »Spannungsbogen«.

Solche »Eigenschaften« können allerdings nur dann für eine größere Zahl von Menschen zur Suchtentwicklung führen, wenn eine Gesellschaft über ihre Trinksitten dem Alkohol eine Vorzugsstellung einräumt, wie das bei uns zunehmend der Fall ist. Das wird unter anderem an der Einbeziehung immer jüngerer Jahrgänge und eines immer größeren Anteils von Frauen in den regelmäßigen Konsum harter Getränke sichtbar. Auch die bei uns praktizierte Alkoholreklame macht etwas von der Einstellung unserer Gesellschaft zum Alkohol deutlich. In der Werbung der

Alkoholindustrie wurde während der letzten Jahre immer mehr die anregende, beruhigende und entspannende Wirkung des Alkohols bewußt herausgestellt. Alkohol als jederzeit verfügbares Hausmittel gegen alle Arten von seelischen Schwierigkeiten zu benutzen, wird so zur immer häufiger praktizierten Gepflogenheit.

Die befriedigende Erleichterung, die der Alkoholiker in dieser voralkoholischen Phase empfindet, schreibt er zunächst in der Regel eher den äußeren Gegebenheiten als dem Alkohol selbst zu. Er führt sie etwa auf die gemütliche Stimmung der Geburtstagsgesellschaft, bei der er gerade eingeladen ist, oder auf die Atmosphäre seiner ihm vertrauten Stammtischrunde zurück. Er sucht daher Gelegenheiten, wie er beiläufig an Alkohol kommen kann.

Zunächst braucht er nur gelegentlich Erleichterung, insbesondere in belastenden Situationen. Er will seine Leistungsfähigkeit steigern, um seine Arbeit müheloser verrichten oder auch den vermeintlichen oder wirklichen Gefährdungen besser begegnen zu können. Er möchte seine Konkurrenzfähigkeit verbessern oder bestimmte Situationen, die mit Scham und Schuldgefühlen verbunden sind, vergessen. Durch die zunehmende Gewöhnung an diese Art von Selbstbehandlung seiner seelischen Schwierigkeiten wird er innerlich immer mehr unfrei. Bedenken, die vielleicht von der einen oder anderen Seite gegen sein Trinkverhalten vorgebracht werden, wehrt er in diesem Stadium entrüstet ab. Er verhält sich doch nicht anders als alle anderen Leute! Zum andern hat er natürlich Angst, durch den Verzicht auf sein Mittel die Unlustgefühle und inneren Spannungen wieder ertragen zu müssen, die er doch so sehr fürchtet. Im Laufe von mehreren Monaten bis zu zwei Jahren nimmt seine Verträglichkeit für seelische Belastungen in einem solchen Maße ab, daß er in der zweiten Hälfte der ersten Phase regelmäßig Zuflucht bei der alkoholischen Erleichterung sucht.

Erleichterungstrinken führt zu Passivität

Der Alkoholiker hat sich jetzt so an seinen Stoff gewöhnt, daß er nur mit Mühe auf ihn verzichten kann. Seine Fähigkeit, mit inneren oder äußeren Schwierigkeiten fertig zu werden, hat abgenommen. Diesem Vorgang liegen Erscheinungen zugrunde, wie wir sie ähnlich im organischen Bereich finden, zum Beispiel als Inaktivitätsatrophie (aus mangelnder Betätigung entstandener Muskelschwund). Wie nach langer Bettlägrigkeit die Muskulatur zurückgeht, so läßt auch das seelische Vermögen, Konflikte zu bewältigen und Spannungen durchzustehen, in dem Maße nach, wie diese Fähigkeiten nicht genutzt werden. Dennoch braucht es in dieser ersten Phase nie zum Zustand offener Betrunkenheit zu kommen. Häufig wird nur so lange Alkohol genossen, bis ein Stadium erreicht wird, in dem der seelische Druck aufhört. Dieses Trinken erscheint aber weder dem Alkoholiker noch seiner Umgebung verdächtig. Nach einer bestimmten Zeit ist eine Erhöhung der Alkoholverträglichkeit festzustellen, das heißt, jetzt wird eine etwas größere Menge Alkohol als früher zur Erreichung des gewünschten Erleichterungsstadiums gebraucht.

Gegen Ende der ersten Phase hat sich bei dem Alkoholiker die Überzeugung festgesetzt, daß er ohne zeitweiligen oder dauernden Alkoholgenuß nicht leben oder arbeiten könne. Er glaubt, nicht fähig zu sein, Konfliktsituationen, Krankheitszustände oder gesellschaftliche Schwierigkeiten ohne Alkohol zu bewältigen. Damit ist der Bereich des Suchtgeschehens erreicht, und zwar nicht nur bei übermäßigem Trinken, sondern auch wenn gewohnheitsmäßig kleinere Mengen getrunken werden. Allerdings fallen der Umgebung die psychologisch und medizinisch bereits faßbaren Frühanzeichen und der den Alkoholismus bei Erwachsenen kennzeichnende, sich über Jahre hinziehende schleichende Krankheitsverlauf nicht auf. Neben Störungen der Verträglichkeit können jetzt schon beim Absetzen des Suchtmittels Entziehungserscheinungen und Verhaltensauffälligkeiten auftreten. So etwa das Nachlassen des Interesses für alltägliche Dinge, das Sichverlieren in Einzelheiten, ständiges Wiederholen bestimmter Angaben, Verringerung der Aktivität und Abnahme der Selbstkritik. Diese

Anzeichen einer beginnenden Sucht werden jedoch nicht als Trinkfolgen erkannt oder als unbedeutend abgetan.

2. Die Phase des Vorstadiums (prodromale Phase):

Erinnerungslücken als erstes Anzeichen der Vergiftung

Am Beginn dieser Phase steht ein Merkmal, das die nun schon eingetretene Schädigung des Zentralnervensystems erkennen läßt. Ganz unerwartet für den Betroffenen registriert er bei sich Erinnerungs- oder Gedächtnislücken, sogenannte Amnesien. Diese Gedächtnislücken, die von Jellinek auch »alkoholische Palimpseste« genannt werden, können ganz ohne Anzeichen von Trunkenheit auftreten. Der Alkoholiker, der nicht mehr als 50 bis 60 g reinen Alkohol zu sich genommen zu haben braucht, kann eine vernünftige Unterhaltung führen oder eine schwierige Arbeit leisten. Am nächsten Tag hat er an einen Zeitraum von drei bis vier Stunden keine Erinnerung mehr, auch wenn er manchmal einige Einzelheiten flüchtig in sein Gedächtnis zurückrufen kann. Dabei erscheint der Patient während des Trinkens und danach äußerlich völlig gesund. Er spricht unauffällig und handelt geordnet. In manchen Fällen kommt es aber auch zu sinnlosen und persönlichkeitsfremden Reaktionen. In diesem Stadium verändert sich für den Alkoholkranken die Natur von Bier, Wein und anderen alkoholischen Erzeugnissen. Sie sind jetzt für ihn nicht mehr in erster Linie Getränk. Sie werden zum Heilmittel, das er zum Ausgleich und zur Steuerung seines Seelenhaushalts benötigt.

Erste Schuldgefühle und veränderte Art zu trinken

Jetzt beginnt der Alkoholiker zu ahnen, daß er anders trinkt als andere, obwohl er davon nur unklare Vorstellungen hat. Trotz dieses nur wenig konkreten Wissens um sein abnormales Trinken treten nun Schuldgefühle auf. Er sucht deshalb bei Unterhaltungen das Thema Alkohol zu vermeiden. Außerdem hält er jetzt nach Gelegenheiten Ausschau, wo er ein paar Gläser ohne Wissen der anderen trinken kann. Er fürchtet, von ihnen falsch beurteilt zu werden, wenn sie seinen tatsächlichen Verbrauch feststellen.

Um diese Zeit kommt es zu einem ersten auch für ihn selbst und für Beobachter faßbaren Anzeichen der Suchtkrankheit: Seine Trinkart verändert sich. Er beginnt jetzt zu kippen, das heißt das erste oder auch das zweite Glas wird gierig in einem Zug hinuntergestürzt. Mit diesem Vorgehen wird ein rascher Eintritt der betäubenden Wirkung auf das Gehirn gesucht und erreicht. Das Denken des Süchtigen wird im Zusammenhang mit der jetzt eingetretenen Abhängigkeit zunehmend von dem Gedanken an Alkohol beherrscht. Seine Gefühls- und Wertausrichtung zentriert sich jetzt immer mehr auf das Suchtmittel. Das hat Auswirkungen auf sein Verhalten. Dieses veränderte Benehmen zeigt zusammen mit der zunehmenden Häufigkeit der Gedächtnislücken die Nähe der Alkoholsucht an. Der Verbrauch von alkoholischen Getränken ist in der prodromalen Phase hoch. Da er aber zu keinem deutlichen Rausch führt, fällt er schon allein aus diesem Grunde nicht auf. Gegen Abend erreicht der Alkoholiker ein Stadium, das als »Narkose der Seele« bezeichnet werden kann. Sein Trinken ist jetzt auf einer Stufe angelangt, auf der es zu Störungen der Nerven- und Stoffwechselvorgänge kommt.

Betrüger Alkohol – betrogener Alkoholiker

Das Versteckspiel, mit dessen Hilfe der Alkoholiker in der zweiten Phase sein Gesicht vor seiner Umgebung wahren will, ist ein erster Schritt auf dem Weg in eine totale Isolierung. Dabei spielt es keine Rolle, daß viele, gerade junge Menschen zum

Alkohol greifen, um Hemmungen und Unsicherheitsgefühle zu überwinden. Sie gebrauchen Alkohol als Kontaktmittel. Auch an dieser Stelle wird deutlich, daß der Alkoholiker immer betrogen wird, weil sein Stoff auf die Dauer nichts von dem hält, was er zunächst zu versprechen scheint. Der Alkoholiker erwartet Angenommenwerden und Mitmachenkönnen im Kreis der Gesellschaft, und er erfährt auf die Dauer bitterste Vereinsamung. Er rechnet mit der Zufuhr von Kraft und Energie und erlebt eine fortschreitende Zerstörung seiner Organe und seines Gesamtzu-

Die illusionäre Pannenhilfe

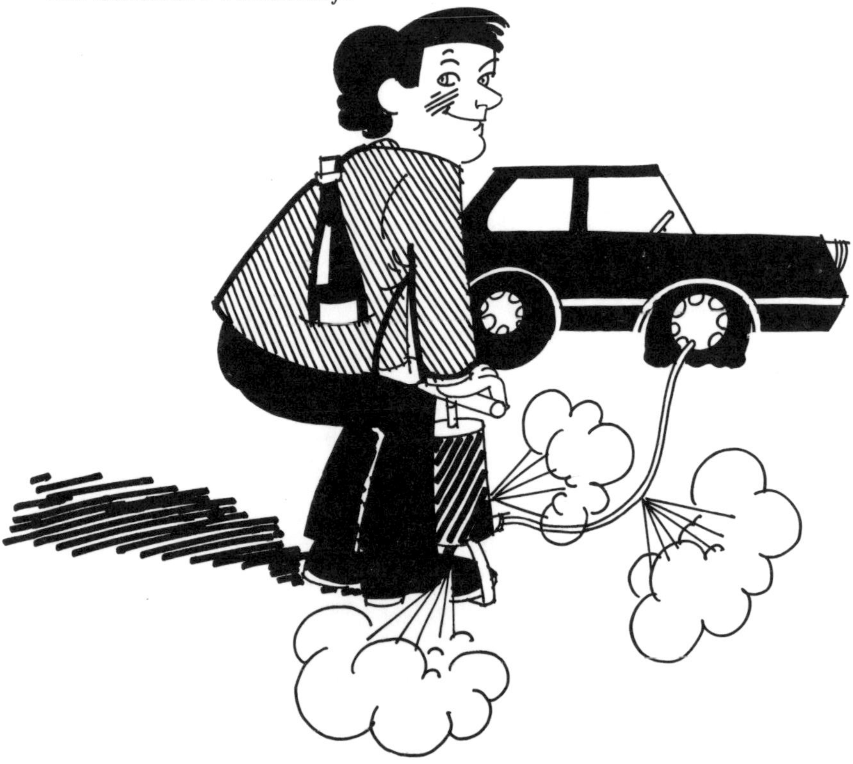

Mit meiner Flasche und/oder Tablette kann ich die Pannen des Alltags elegant und mühelos bewältigen! Nur schade, daß die Karre anschließend noch schlechter läuft.

stands. Der in seine Flasche Verliebte hofft mit Hilfe des »Götterfunkens« Freude und schöne Stunden zu finden, und er gerät früher oder später in Verzweiflung und tiefstes Elend. – Die prodromale Phase endet und die kritische Phase beginnt mit dem Einsetzen des Kontrollverlustes, der ein entscheidendes Symptom der Alkoholabhängigkeit darstellt.

3. Die kritische Phase:

Der Selbstkontrollverlust, ein eindeutiges Kennzeichen für das Vorliegen einer Abhängigkeitserkrankung

»Verlust der Selbstkontrolle« bedeutet den Ausfall einer Fähigkeit, über die normalerweise jeder Mensch verfügt, nämlich seine Getränke- und Nahrungsmittelaufnahme mit Hilfe seines Willens zu steuern. Mit anderen Worten: Er kann mit Essen und Trinken aufhören, wenn ihm das notwendig zu sein scheint. Das ist für uns alle so selbstverständlich, daß es eigentlich gar keiner Erwähnung bedarf. Selbst der zur Hochzeit eingeladene Gast, der zur Vorbereitung auf das Festmahl einen Fastentag eingelegt hat, lehnt nach höchstens vier oder fünf Portionen Fleisch weitere Angebote dankend ab. Er möchte sich auch noch beim Nachtisch bedienen. Vielleicht fürchtet er auch nächtliches Magendrücken oder eine Gewichtszunahme. Dabei besteht aber keineswegs eine absolute Unfähigkeit, weitere Bratenstücke zu verspeisen. Gegen eine Sonderbelohnung von tausend DM würde unser Gast das schon schaffen. Wenn er trotz dieser Möglichkeit weiterzuessen, nein sagt, so ist das ein Hinweis auf sein intaktes Selbstkontrollvermögen.

Und genau dieses »Bremsvermögen« geht dem Alkoholiker in Bezug auf die Aufnahme seines Suchtmittels zu Beginn der kritischen Phase verloren. Verlust der Kontrolle bedeutet für ihn jetzt die Unfähigkeit, seine Alkoholaufnahme mit Hilfe seines Willens und Verstandes zu steuern. Sobald eine kleine Alkoholmenge, die sogenannte Minimaldosis, in seinen Körper gelangt ist, entsteht bei ihm ein unwiderstehliches Verlangen nach mehr Alkohol. Er erlebt einen zwingenden körperlichen Bedarf. Dieser Verlust der Fähigkeit, mäßig trinken zu können, ist eines der juristischen Kennzeichen für das Vorliegen einer Suchtkrankheit im Sinne der deutschen Reichsversicherungsordnung (RVO). Da der Vorgang, der zum Selbstkontrollverlust geführt hat, nicht mehr rückgängig zu machen (irreversibel) ist, gibt es für den Alkoholiker, der gesund werden will, nur eine Möglichkeit: auf Alkohol in jeder Form und für alle Zeiten zu verzichten. Dazu drei Beispiele:

Der Rückfall bei der Herzkur

Ein ehemaliger Patient lebte schon sieben Jahre abstinent, als er auf Empfehlung seines Hausarztes ein Heilverfahren wegen seines Herzleidens absolvieren sollte. Er fuhr zum Herzbad, selbstverständlich trug er dabei sein Blaukreuzabzeichen am Rockaufschlag. Dem zuständigen Arzt erklärte er auch gleich bei der Vorstellung pflichtschuldigst, daß er als Blaukreuzler keinen Tropfen Alkohol mehr anrühre. »Schon gut«, war dessen Antwort, »wir werden dann morgen früh Ihre Kur im einzelnen besprechen.« Bei dieser Besprechung erklärte er dem neuen Kurgast, daß er im Rahmen seiner Behandlung jeden Morgen ein Glas Rotwein und jeden Abend ein Glas Sekt zu trinken habe. Auf den erstaunten Einwand des Patienten, er sei doch als Blaukreuzler verpflichtet, abstinent zu leben, antwortete der Arzt: »Ja, ja, ich weiß das schon. Ich kenne diese Verpflichtungen sehr genau. Sie dürfen keinen Alkohol trinken, ausgenommen ärztliche Verordnungen und Abendmahlsgenuß. Das, was ich jetzt mit Ihnen besprochen habe, ist eine ärztliche Verordnung. Also, trinken Sie!« Daraufhin war unser Mann, der sich offensichtlich geschämt hatte, von der bei ihm durchgeführten Alkohol-Entziehungsbehandlung zu berichten, entwaffnet. Er befolgte die ärztliche Verordnung pünktlich. Die Wochen vergingen. Schon zu Hause hatte er mit seiner Frau Tag und Stunde der Rückkehr vereinbart. Seine Frau wollte ihn am Bahnhof zur verabredeten Zeit abholen, doch sie wartete vergeblich. Von ihrem Mann war nichts zu sehen und zu hören. Eine Rückfrage bei der Kuranstalt ergab, daß er schon nach dreiwöchigem Aufenthalt seine Kur mit der Begründung abgebrochen habe, ein Todesfall in der Verwandtschaft zwinge ihn zur sofortigen Heimreise. Wie durch ein Wunder erhielt dann die zu Tode erschrockene Frau am selben Tag von einem Bekannten den Anruf, er habe ihren Mann in völlig verwahrlostem Zustand in der Bahnhofshalle irgendeiner Stadt gesehen. Die Frau setzte sich sofort ins Auto. Und tatsächlich fand sie ihren Mann. Er war zwar schwer betrunken und in einer Verfassung, die nichts mehr von dem feinen Kurgast des Herzbades erkennen ließ. Andererseits aber war keine schwere Schädigung eingetreten; nach einigen Krankheitstagen konnte er seine Arbeit wieder aufnehmen. Mit Hilfe seiner Frau und des örtlichen Blauen Kreuzes fand er wieder zur völligen Abstinenz zurück. Seit vielen Jahren lebt er wieder alkoholfrei.

Auch Nährbier enthält Alkohol

Bei Hans fing es ganz harmlos an. Nach mehreren Jahren der Abstinenz empfahl ihm seine Schwiegermutter, die ihn sehr schätzte: »Hans, trink' doch mal etwas Nährbier. Du siehst so schlecht aus. Du solltest etwas zunehmen.« Auf seine Antwort, daß das doch für ihn schädlich sei, erwiderte sie: »Ach wo, keine Spur. Nährbier wird auch stillenden Müttern empfohlen. Außerdem ist da doch gar kein Alkohol drin.« Hans überlegte – der Rat der Schwiegermutter leuchtete ihm ein. Tatsächlich hatte er sich in letzter Zeit so unwohl gefühlt. Wenn das mit dem harmlosen Nährbier zu vertreiben war, warum sollte er sich dann eigentlich dieses Mittels nicht bedienen? Er besorgte sich den stärkenden Trank und leerte vier Wochen lang Tag für Tag eine Flasche. Nebenwirkungen waren nicht zu spüren – oder war das vielleicht doch ein Irrtum? Nach diesen vier Wochen gab ein neuer Arbeitskamerad, der nicht wußte, daß Hans grundsätzlich keinen Alkohol trank, seine »Einstandsrunde« aus. Während die übrigen Kollegen Hans bei solchen Gelegenheiten immer eine Flasche Saft besorgt hatten, bekam er dieses Mal eine Flasche Bier auf die Werkbank gestellt. Mehr als 20 Flaschen Nährbier hatten ihm nichts ausgemacht, sollte jetzt diese eine Flasche Bier etwas schaden? Hans kauerte sich hinter seiner Werkbank auf den Boden und leerte ganz langsam, Schluck für Schluck, die Flasche. Dabei passierte nun etwas sehr Merkwürdiges. »Die Gier kroch mir den Hals empor«, berichtete er später. »Sie bekam wieder Gewalt über mich. Bald war ich außerstande, ihr noch Widerstand zu leisten. Kaum zwei Stunden ertrug ich es, dann verließ ich unter einem Vorwand meinen Arbeitsplatz. Ich setzte mich ins nächste Gasthaus. Wieviele Flaschen Bier ich getrunken habe, weiß ich nicht mehr, auch nicht, wie ich nach Hause gekommen bin. Von da an ging es mit mir so schnell bergab, wie ich es nie für möglich gehalten hätte. Nach kurzer Zeit war es mit mir schlimmer als je zuvor.«

Abstinenzzeiten sind kein Alibi

Häufig wird von Alkoholkranken die Meinung vertreten, eine Sucht liege erst bei einem dauernd Berauschten vor, bei einem, der, ohne Pausen einlegen zu können, Tag und Nacht weitertrinken müsse. Eine längere Abstinenzperiode sehen sie als Beweis dafür an, daß eine Suchtkrankheit noch nicht vorliegen könne. Das stimmt aber nicht. Der Suchtkranke kann sehr wohl über gewisse Zeiten hin, vielleicht sogar für Monate, enthaltsam leben; er kann aber ab der dritten Phase nicht mehr mäßig trinken. Sein Verlangen hält so lange an, bis er zu betrunken oder zu krank für eine weitere Alkoholaufnahme ist. Die akute Alkoholvergiftung hat dann ein solches Ausmaß angenommen, daß er zum Weitertrinken unfähig geworden ist. Nach der Genesung vom Rausch ist es nicht der Kontrollverlust, das heißt das körperliche Verlangen, das nach einigen Tagen oder Wochen zu erneutem übermäßigem Trinken führt. Das erneute Trinken wird in der Regel von der

Unfähigkeit zur Konfliktlösung, also aufgrund der seelischen Schwierigkeiten, manchmal auch nur durch einen einfachen gesellschaftlichen Anlaß, eingeleitet.

Der »Delta-Alkoholiker«, der auch »Spiegel-Trinker« genannt wird, weil er ständig gezwungen ist, durch das Trinken relativ kleiner Mengen einen bestimmten Blut-Alkohol-Spiegel aufrechtzuerhalten, ist als Alkoholkranker an den Entziehungserscheinungen erkennbar, die bei Abstinenz auftreten. Vergleiche Bild-Schema:
Zwei Wege zur Krankheit Alkoholismus (S. 102).

Wer abstinent bleiben will, muß ein Mann sein

»Es war am Hauptbahnhof in M.«, so berichtete Karl, der ehemalige Patient einer Klinik für Alkoholkranke, der seit zwei Jahren abstinent lebte. »Ich wartete gerade auf eine Tante meiner Frau, die ich abholen und nach Hause bringen sollte. Da klopfte mir plötzlich von hinten jemand auf die Schulter und rief: ›Ja, ist's denn möglich, Karl, bist Du das?‹ Verblüfft drehte ich mich um. Diese Stimme kam mir doch bekannt vor. Wirklich, mein alter Kompanieführer, den ich seit vielen Jahren nicht mehr gesehen hatte, stand vor mir. Das war natürlich eine Freude! Und wieviel wir uns zu erzählen hatten! Wir setzten uns zusammen in die Bahnhofsgaststätte, und ehe ich's mich versah, hatte ich ein Glas Schnaps vor mir. Ich versuchte zu erklären, daß ich keinen Alkohol mehr trinke. Aber mein alter Vorgesetzter ließ das nicht gelten. Er schnitt mir das Wort ab und erklärte: ›Ach was, Du warst doch früher keine Memme, sondern ein richtiger Kerl. Was kann Dir ein Gläschen schon schaden. Das glaubt doch kein Mensch.‹ Darauf wußte ich nichts mehr zu sagen, ich wollte auch nicht länger widersprechen.«

Später, als Karl schon wieder alle Tiefen des Alkoholikerdaseins durchgestanden und dabei auch seine Frau verloren hatte, versicherte er nochmals, daß an sich seine Enthaltsamkeitsvorsätze ganz eindeutig waren. Er habe bestimmt nicht mehr trinken wollen. Doch in dieser Situation nein zu sagen, das wäre seiner

Meinung nach zuviel verlangt gewesen. Was hätte der frühere »Chef« auch von ihm denken sollen? Hatte Karl mit diesem Argument recht? Hätte es nicht sein können, daß Karls Gesprächspartner noch viel mehr Hochachtung als früher vor ihm gehabt hätte, wenn er nicht feige gewesen wäre, sondern mutig und offen von seiner jüngsten Vergangenheit berichtet hätte?

Stoffwechselveränderungen während der 1. und 2. Phase

Der Kontrollverlust wirkt also erst, nachdem mit dem Trinken begonnen wurde. Die Kontrolle darüber, ob der Alkoholkranke bei einer anderen Gelegenheit trinken will oder nicht, ist immer noch erhalten. Wenn wir der Frage nachgehen, wie dieser Kontrollverlust entstanden ist, so stoßen wir nach der von Hoff, Wien, entwickelten Theorie zunächst auf Veränderungen im Stoffwechselbereich. Zwei Alkoholmengen sind in diesem Zusammenhang von besonderer Bedeutung. Die erste Menge ist die sogenannte Erleichterungsdosis, das heißt die Alkoholmenge, die benötigt wird, um das Stadium der Erleichterung, der seelischen Entspannung und Lösung, zu erreichen. Dieser Zustand ist das Ziel der Wünsche des Alkoholikers. Die zweite, normalerweise erheblich höhere Menge, bezieht sich auf das Quantum, das den Rausch zur Folge hat, die sogenannte Rauschdosis. Im Verlauf der ersten und zweiten Phase verändern sich diese beiden Trinkmengen in charakteristischer Weise (vgl. Abb.). Während die Erleichterungsdosis immer größer werden muß – ähnliche Vorgänge kennen wir beim Dauergebrauch von Schlaftabletten, Mitteln zur Schmerzlinderung und anderen Medikamenten –, nimmt andererseits die Verträglichkeit des Organismus gegenüber dem Alkohol immer mehr ab. Der Patient wird »intolerant«. Die Erleichterungsdosis muß also gesteigert werden, um gleichartige Wirkungen zu erzielen, während die Rauschdosis immer mehr absinkt. Eines Tages kommt es zur Überschneidung der beiden Mengen, d. h. der Alkoholiker erreicht den gewünschten Zustand der paradiesischen Weltenthobenheit nicht mehr, weil er schon vorher betrunken ist. Jedesmal, wenn er lediglich seinen Erleichterungsbedürf-

Stoffwechselveränderungen innerhalb der 1. und 2. Phase als Teilursache des Selbstkontrollverlustes

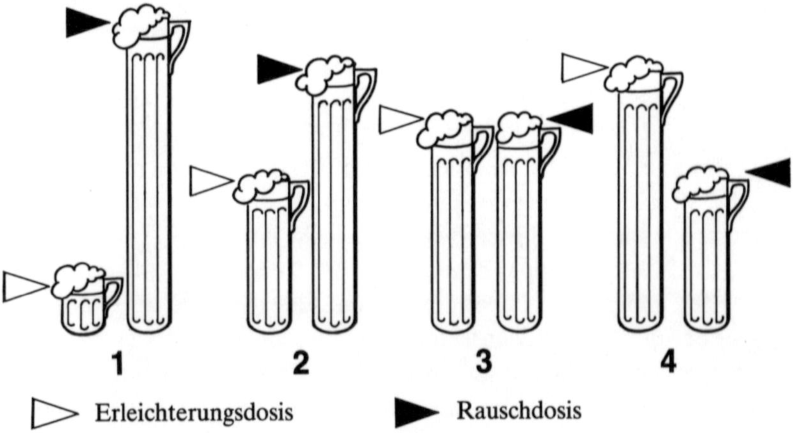

1 Zu Beginn des Trinkens ist die Rauschdosis um eine Mehrfaches höher als die Erleichterungsdosis.
2 Steigerung der Erleichterungsdosis zur Erzielung gleichartiger Wirkungen und Abnahme der Rauschdosis wegen zunehmender Intoleranz.
3 Da Erleichterungsdosis und Rauschdosis gleich groß sind, fallen Betrunkensein und Erleichterung jetzt zusammen.
4 Eine Erleichterungswirkung kommt nicht mehr zustande, da vorher schon der Zustand der Trunkenheit erreicht wird.

nissen nachgeben will, gerät er in den Rausch. Da er keine Möglichkeit sieht, seine Konflikte anders als durch Alkoholaufnahme zu lösen, wird sich dieser Vorgang immer häufiger wiederholen, so daß es allmählich zur Bahnung eines bedingten Reflexes kommt.

Reflex und Reflexbahnung

Machen wir uns zunächst klar, was ein Reflex ist. Wir unterscheiden zwei Arten von Reflexen: Erstens den angeborenen, unbedingten Reflex. Es handelt sich dabei um eine unwillkürlich ablaufende Muskelzusammenziehung, die durch äußere Reize unter Vermittlung eines Zentralorgans, beispielsweise des Rükkenmarks, hervorgerufen wird. Beispiele: Augenlidreflex und Sehnenreflexe. Unter ihnen ist am bekanntesten der sogenannte Kniesehnenreflex (Patellarsehnenreflex), der von der nervenärztlichen Untersuchung her bekannt ist: Bei einem Schlag gegen eine bestimmte Stelle des Knies durch den Arzt findet eine reflektorische Streckbewegung des Unterschenkels statt; der Wille ist am Zustandekommen dieser Bewegung nicht beteiligt.

Als zweite Gruppe kennen wir die bedingten Reflexe. Sie wurden im Lauf des Lebens erworben, sind also nicht angeboren. Der berühmteste Wissenschaftler auf diesem Gebiet ist zweifellos der große russische Physiologe Pawlow, der besonders durch seine Tierexperimente bekannt geworden ist. Bei seinen Untersuchungen fand er bei Hunden einen typischen Fall von Reflexbahnung. Er setzte ihnen Futter vor und stellte fest, welche Speichelmenge sich daraufhin bildete. In einer späteren Versuchsanordnung wurde gleichzeitig mit der Verabreichung des Futters eine Glocke betätigt. Nach längerer Fortsetzung dieses Verfahrens wurde nur noch eine Glocke angeschlagen. Ohne daß vom Futter irgend etwas sichtbar war, wurde genau die gleiche Menge von Speichel und Magensaft produziert, wie vorher beim Vorsetzen des Futters. Was war geschehen? Ein bedingter Reflex war gebahnt worden. Zwei Vorgänge, die primär gar nichts miteinander zu tun haben, sind durch die Reflexbahnung aneinandergekoppelt worden. Während bei einem »normalen« Tier ein Glockenton keinerlei Einflüsse auf die Tätigkeit seiner Verdauungsdrüsen hat, ist das bei dem Tier mit dem neugebahnten Reflex der Fall. Dabei ist auch hier der unwillkürliche Ablauf von Bedeutung: Das Tier hat keine Möglichkeit, diesen Vorgang zu verhindern oder durch seinen »Willen« zu beeinflussen. Wir können also zu diesem Pawlow'schen Experiment folgendes Schema aufstellen:

Futter Glocke Speichelfluß Futter Speichelfluß
(häufige Wiederholung)

Speichelfluß

Bahnung eines bedingten Reflexes

Ganz ähnlich der Erklärung für diese Vorgänge läßt sich nun nach Hoff eine Theorie der Entstehung des süchtigen Alkoholismus beziehungsweise des Verlustes der Selbstkontrolle aufstellen. Ausgangspunkt ist beim Alkoholiker die Verstimmung. Unter diesem Oberbegriff wollen wir alle beim Alkoholkranken vor dem Erleichterungstrinken auftretenden körperlichen und seelischen Beschwerden zusammenfassen, die sich seiner späteren Erfahrung nach in Alkohol »auflösen« lassen.

Verstimmung Alkohol Erleichterung

Als Folge der Stoffwechselveränderungen muß die Dosis zur Erzielung gleichartiger Wirkungen erhöht werden, und die Verträglichkeit – die Rauschdosis – nimmt ab.*

Verstimmung Alkohol Rausch
(häufige Wiederholung)

Alkohol – Rausch

Bahnung eines bedingten Reflexes.
Erster Schluck Alkohol und Rausch
sind jetzt aneinandergekoppelt.

* Der Steigerung der Trinkmenge zur Erzielung gleichartiger Wirkungen liegt vermutlich ein körperlicher Vorgang zugrunde: Die Anpassung des Stoffwechsels an den Alkohol. Die angeborene Alkoholverträglichkeit (Toleranz) ist verschieden hoch und hängt weitgehend von der Funktion des Zentralnervensystems und der Stoffwechselkatalysatoren ab, die die Alkoholverbrennung steuern. Von der seelischen Seite her spielt für die Verträglichkeit die jeweilige Stimmungslage, die seelische Verfassung, eine bedeutsame Rolle.

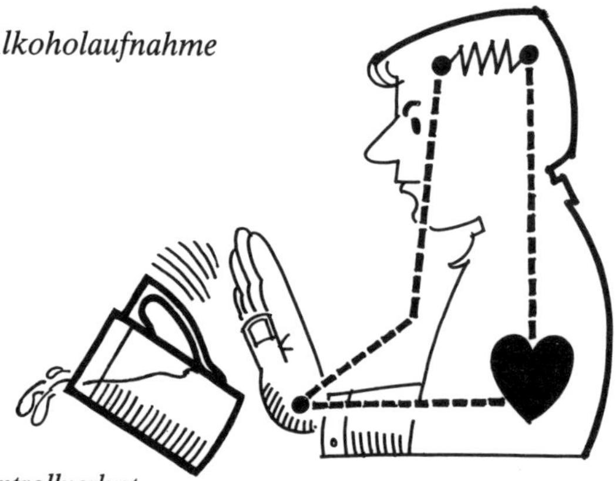

Vor dem Selbstkontrollverlust
Beim Gesunden bilden Bremsvermögen und Steuerungsfähigkeit den Widerstand, der eine Kontrolle ermöglicht. Er weiß, wann er genug hat, und er kann dieser Einsicht entsprechend handeln.

Auch beim Alkoholiker wird also durch die Bahnung des bedingten Reflexes zunächst Nichtzusammengehöriges miteinander verbunden, das heißt, von jetzt an bedeutet schon das Trinken einer geringen Menge Alkohol das auslösende Signal für den Ablauf eines zwanghaften, dem Willen nicht mehr zugänglichen Geschehens, das zum Rausch führt. Der Betroffene hat keine Möglichkeit, durch sein Denken oder durch andere Bemühungen Einfluß auf diesen Vorgang zu nehmen (vgl. Abb.). Von jetzt an ist also, um das noch einmal mit aller Deutlichkeit herauszustellen, der Alkoholiker nicht mehr in der Lage, mit seinem Willen und aus eigener Kraft seine Alkoholaufnahme unter Kontrolle zu halten, wie das beim gesunden Menschen der Fall ist. (In einigen Fällen ist eine längere Übergangszeit zu beobachten, in der kontrolliertes Trinken zeitweise noch möglich ist. Aber auch hier ist der Toleranzbruch auf die Dauer durch Willensanstrengungen nicht zu vermeiden.) Deshalb liegt jetzt eine Krankheit im medizinischen Sinne vor. Der einmal in Gang gesetzte Trinkreflex kann nicht mehr beherrscht werden, schon ein Tropfen genügt, um ihn auszulösen. Der Kontrollverlust tritt, wie wir heute annehmen,

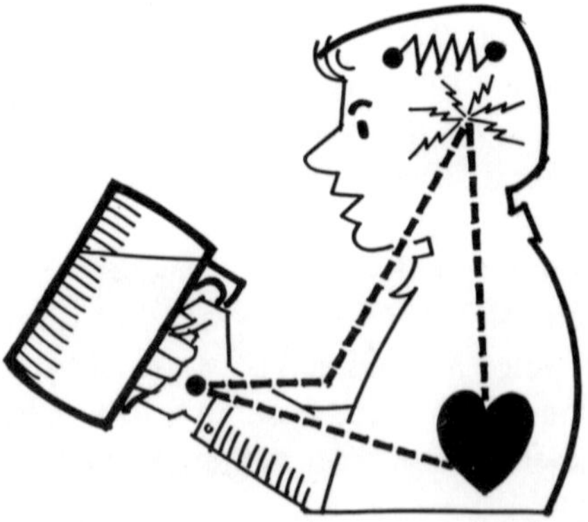

Nach dem Selbstkontrollverlust
Beim Alkoholkranken ist der »Widerstand« wegen Kurzschluß (Selbstkontrollverlust) nicht mehr eingeschaltet. Kontroll- und Steuerungsfähigkeit bei Alkoholaufnahme sind eingeschränkt oder nicht mehr vorhanden. Damit ist ein krankhafter Trinkzwang gegeben.

vor allem bei durch ihre Persönlichkeitsentwicklung zur Sucht Disponierten auf. Vom organischen Bereich her entsteht eine Alkoholunverträglichkeit häufig nach Magenresektion und Schädelhirntrauma.

Willensbemühungen bleiben ohne Erfolg

Der Kontrollverlust bleibt zeitlebens bestehen. Nur weiß das der Alkoholiker nicht, und wenn er es wüßte, könnte er das in diesem Stadium nicht zugeben. Er wäre nicht in der Lage, den damit für ihn verbundenen Verlust an Selbstwertgefühl und Ansehen bei der Umgebung zu ertragen. Aber auch seine Umwelt ist sich über den Krankheitsprozeß, der bei ihm abgelaufen ist, nicht im klaren, und das hat oft ungute Folgen. In dieser Zeit beginnen zum Beispiel häufig die Angehörigen, den Alkoholiker moralisch zu verurteilen. Die Ehefrau läßt sich von ihrem Mann am Freitagmorgen das Versprechen geben, am Abend mit der Lohntüte bestimmt nach Hause zu kommen. Dieses Versprechen wird ihr nicht leichtfertig, sondern mit dem festen Vorsatz gegeben, es auch zu verwirklichen. Spät nachts kommt der Mann, der nur eben schnell auf dem Heimweg mit den Kollegen ein Glas trinken wollte, im gewohnten Zustand zu der bitter enttäuschten Ehefrau zurück.

Immer wieder wird die Frage erhoben, warum der Alkoholiker nach solchen verhängnisvollen Erfahrungen erneut trinkt. Doch von seinem Standpunkt aus steht ihm ein anderer Weg zur Lösung seiner inneren und äußeren Schwierigkeiten nicht zur Verfügung. Außerdem sucht der Alkoholsüchtige den Grund für sein Verhal-

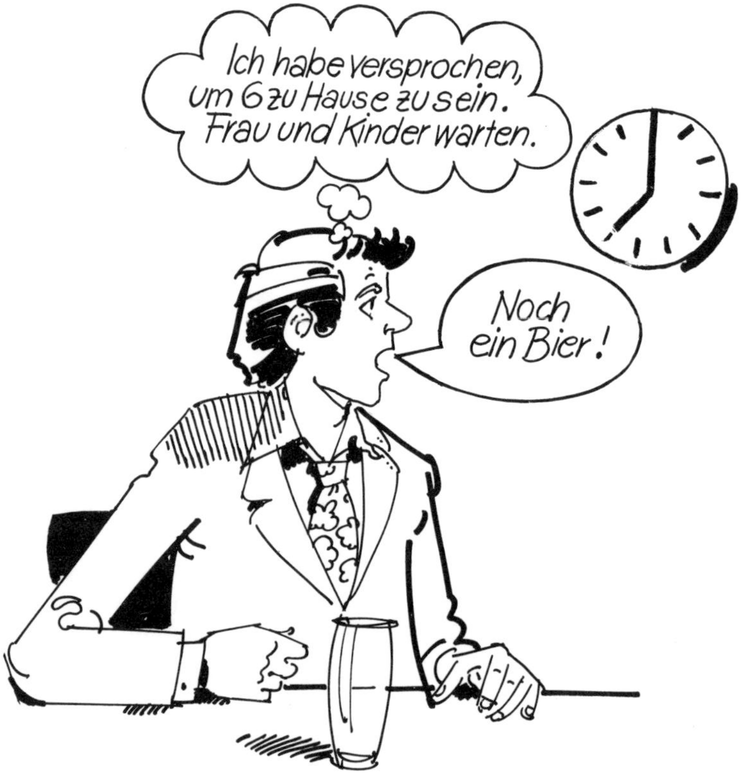
Ich habe versprochen, um 6 zu Hause zu sein. Frau und Kinder warten.
Noch ein Bier!

Ab der 3. Phase ist der Alkoholiker nach Beginn des Trinkens nicht mehr in der Lage, entsprechend seiner besseren Einsicht zu handeln.

ten zunächst in der für ihn naheliegenden Annahme, er habe seine Willenskraft verloren und müsse nun alles daransetzen, um sie wiederzuerlangen. Er ist sich nicht bewußt, daß in ihm eine Bremse für immer zerbrochen ist, so daß alle Versuche, seine Willenskräfte zusammenzunehmen und sich selbst wieder in die Hand zu bekommen, vergebliche Liebesmühe bleiben müssen. Wieviel Willensstärke er immer noch besitzt, beweist er ja täglich mit seinen erfolgreichen Bemühungen, trotz großer Schwierigkeiten an seinen Stoff zu kommen. Die Dauer der Abstinenzpause ist dabei völlig unerheblich. Auch Zeiten von fünf-, zehn-, zwanzig- oder gar fünfzigjähriger Abstinenz bringen das Selbstkontrollvermögen nicht zurück. Die Fachkrankenhäuser für Alkoholkranke verfügen über erschütterndes Material, das von schweren Rückfällen nach Jahrzehnten vollkommener Enthaltsamkeit berichtet, selbst wenn im Einzelfall ein scheinbar harmloser Anlaß zum ersten Glas und damit zum Rückfall geführt hat.

»Nur« ein Underberg

Die Geschichte von Eugen ist ein Drama, das sich in mehreren Etappen abspielte. 1. Akt: Stationäre Alkoholentziehungsbehandlung vor etwa sieben Jahren. Während der Behandlung Scheidung, mit Hilfe des Fachkrankenhauses Berufungsverhandlung, in der eine Aufhebung der Scheidung erreicht wurde. Nach anfänglichem Widerstreben erklärt sich Eugens Frau bereit, es mit ihrem Mann noch einmal zu versuchen. Nach seiner Rückkehr von der stationären Behandlung ging es zunächst recht gut, wie verschiedene Briefe des ehemaligen Patienten zeigen: »Ich bin gut zu Hause angekommen. Meine Frau war allerdings zunächst sehr aufgeregt, aber nachher zeigte sie wirklich wieder ihre mütterliche Seite. Sie ist lieb und nett zu mir wie in den besten Tagen. Am Mittwoch war ich im Blauen Kreuz, es war da sehr schön. Dem Fachkrankenhaus möchte ich nochmals ganz besonders für alle Geduld und Liebe, die mir und meiner Familie erwiesen wurden, danken.« Von einem ganz ähnlichen Tenor gestimmt war der nächste Brief. »Es freute mich wirklich, von Ihnen Post zu bekommen. Ja, im Fachkrankenhaus war bestimmt die schönste Zeit meines Lebens, und es vergeht kaum ein Tag, daß ich nicht mit meiner Frau oder aber im Geschäft davon spreche. Wenn es jeder zu Herzen nimmt, was man dort hört – und das ist die Wahrheit –, wird jeder als geachteter und neu verwandelter Mensch ins Leben treten. Mit der Familie ist alles in bester Ordnung. Alles gesund und wohlauf, auch mir selbst geht es bestens. Durst hab' ich keinen. Ein halber Liter Tee genügt mir den ganzen Tag. Oft brauche ich nicht mal den, ich habe einen Bärenappetit, gesunden Schlaf und fühle mich einfach wie neugeboren. Obwohl es bei uns auf der Baustelle mehrfach in der Woche Freibier gibt, macht mir das rein gar nichts aus. Anstelle von Bier bekomme ich jedesmal Geld vom Chef, und er freut sich königlich. Es ist eben auch viel Willenssache dabei.

Als ich am Sonntag mit meinen Kindern zur Kirche ging, kam mir ein anderer Ehemaliger schon vom Frühschoppen entgegen; ich sehe schwarz für ihn. Meine Familie und ich bleiben dem Gebet treu, dann geht es bestimmt ohne weiteres. Meine liebe Schwiegermutter ist sehr besorgt um mich, und ich bin ihr nur Dank schuldig. Ich verdiene ein schönes Geld, arbeite zirka 60 Stunden die Woche. Bitte, besuchen Sie mich doch einmal und bestellen Sie viele Grüße an alle Freunde . . .« Eugen wurde dann Vorarbeiter. Er hatte zwanzig Mann unter sich, er konnte sich einen neuen Wagen kaufen. Sogar seine Frau schrieb einen Dankesbrief: »Wie ich an meinem Mann sehe, hat er wirklich etwas gelernt im Fachkrankenhaus . . . Er ist ein anderer Mensch geworden gegenüber der Zeit vor seiner Behandlung. Ich danke den Mitarbeitern und grüße Sie herzlich . . .«

Leider hielt dieses Glück nur ungefähr zwei bis drei Jahre an. An einem heißen Tag auf der Baustelle wurde es Eugen schlecht. Ein Kollege bot ihm ein Fläschchen Underberg an. Eugen lehnte mit den Worten ab: »Du weißt doch, daß ich nicht trinke.« Doch der Kollege meinte: »Ach was, du bist doch jetzt krank, und dann ist das für dich nur Medizin. Komm, trink!« Und tatsächlich, Eugen ließ sich breitschlagen. Schon zwei Stunden nach diesem ersten Schluck bekam er solchen Durst, daß er sich in einer nahe gelegenen Weinhandlung zwei Flaschen Wein holen mußte. Verzweifelte Briefe der Frau, Bitten, ihn doch wieder ins Fachkrankenhaus zu holen, folgten. Er selbst zeigte daran nicht das mindeste Interesse.

Da entschließt sich die verzweifelte Ehefrau zu einem Akt der Notwehr. Sie schickt ihn mit Hilfe eines Ehemaligen einfach zur Klinik. Dort läuft er voller Unruhe nach kurzer Zeit wieder davon. Man spürt es ihm deutlich an, daß er wieder getrieben ist vom unheimlichen Verlangen nach Alkohol. Darauf kommt nun ein recht böser Brief der Frau an das Fachkrankenhaus: »Sie haben mich mit Ihrem Versprechen damals so weit gebracht, daß ich die Scheidung zurücknahm. Das bereue ich heute, so viel Haare ich auf dem Kopf habe. Ich komme jetzt mit meinen Kindern zu Ihnen, dann kann er daheim die leeren Wände anbrüllen. Aber so mache ich nicht mehr weiter. Die Scheidung ist sowieso fällig. Am letzten Mittwoch hat er eine Enthaltsamkeitsverpflichtung unterschrieben, und gestern kommt er wieder mit dem größten Rausch heim. Und das steht nirgends geschrieben, daß ich mich mein Leben lang von einem Betrunkenen tyrannisieren lassen muß . . .«

Nun hörten wir von Eugen längere Zeit gar nichts mehr. Wir wußten, er war geschieden worden, hatte einen Autounfall unter Alkoholeinfluß gehabt, Gefängnisstrafe, Führerscheinentzug. Und dann kam eines Tages die Anfrage eines Kreiskrankenhauses. Eugen sei dort stationär aufgenommen worden. Er sei seit Jahren als Alkoholiker bekannt. Seine Entziehungskur habe eindeutige Besserung gebracht, die allerdings nur zwei Jahre angehalten habe. Seither sei er wieder in das Trinken zurückgefallen. Seine Familie habe sich deshalb von ihm abgesetzt. Dann sei es zu einem häufigen Wechsel von Arbeitgeber und Wohnsitz gekommen. Zuletzt sei er überhaupt ohne festen Wohnsitz gewesen; er habe teilweise im Freien oder in Baracken übernachtet. Im dortigen Krankenhaus sei er mit einem Delirium tremens aufgenommen worden. Jetzt bestehe noch eine schwere Leberschädigung und eine erhebliche Gangunsicherheit sowie ein beginnendes Korsakow-Syndrom (alkoholische Psychose). Er sei aber gutmütig und leicht lenkbar und zu sitzender Beschäftigung zweifellos noch recht gut fähig. Man könne ihn nicht einfach entlassen, da er kein Unterkommen habe und von seinen Angehörigen niemand bereit sei, ihn noch einmal aufzunehmen. Eine Entlassung würde also mit Sicherheit Rückfall in sein haltloses Leben bedeuten und ihn gänzlich verkommen lassen. Man wäre deshalb für eine baldige Aufnahme in das Fachkrankenhaus sehr dankbar.

Merkwürdigerweise enthielt dieser Bericht kein Wort über die Bereitschaft von Eugen, sich einer Behandlung zu stellen. Ein Mitarbeiter des für diesen Bezirk zuständigen Blauen Kreuzes wurde deshalb gebeten, Eugen zu besuchen und uns einen Bericht über seine Lage zu geben. In diesem Schreiben hieß es dann: »Heute war ich in B. im Krankenhaus. Ich bin ganz traurig und niedergeschlagen wieder heimgekehrt. Eugen hat mich nicht mehr erkannt. Erst als ich ihm mein Blaukreuz-Abzeichen hinhielt, brachte er nur mühsam meinen Namen heraus. Mit seinem überstandenen Delir und seinem schweren Leberschaden ist er mit seinen 37 Jahren ein vollkommenes Wrack. Was hätte doch aus ihm noch werden können. Er ist bettlägerig. Eine Behandlung in einem Fachkrankenhaus kommt für ihn nicht mehr in Frage. Die einzige Möglichkeit, die es für ihn noch gibt, ist die Verlegung in ein Asyl. Leider sehe ich im Augenblick keine andere Möglichkeit, wie dem guten Eugen geholfen werden kann.«

Mit 37 Jahren ein vollkommenes Wrack. Eugen hat es insofern gut, als er von den Ereignissen der letzten Jahre nichts mehr weiß. Er kennt seine Kinder nicht mehr und erinnert sich noch nicht einmal daran, daß er einmal verheiratet war. Er kann nicht mehr gehen, er muß im Bett liegen. Seit Jahren befindet er sich nun schon in einer Anstalt, ohne daß sich sein Zustand gebessert hätte.

Darf man nach 15 Jahren wieder?

Im folgenden Beispiel wird von einem Rückfall nach 15jähriger Abstinenz berichtet. Nach Ablauf dieser Zeit war ein ehemaliger Patient auf einem Jahresfest seines Fachkrankenhauses für seine Treue geehrt worden. Er hatte es zum Blaukreuz-Vorsitzenden seines Heimatortes gebracht, und er hatte sich aktiv in der Arbeit bewährt. Am Abend nach dem großen Fest wartete seine Frau vergeblich auf ihn. Schließlich wurde er betrunken in der Bahnhofswirtschaft aufgefunden. Auf die an ihn gerichtete Frage, wie es denn nach so langer Zeit zu einem Rückfall kommen konnte, erklärte er, er habe sich während seiner Behandlung vorgenommen, 15 Jahre abstinent zu leben. Er habe sich gesagt, danach müsse es für ihn doch möglich sein, wieder mäßig zu trinken. Das habe er nun gleich bei der ersten Gelegenheit ausprobieren wollen. Doch schon das erste Glas Bier führte trotz 15jähriger »Trockenheit« und aktiver Mitarbeit in der Blaukreuz-Gruppe zum totalen Rückfall.

Ein Prosit nach 30 Jahren

Die Heilstätten-Annalen berichten sogar von einem Versuch, mäßig zu trinken nach 30jähriger Abstinenz. Ein Patient stellte sich in jungen Jahren einer Behandlung, heiratete, hatte Kinder und lebte über 30 Jahre hinweg völlig »trocken«. Am Hochzeitstag seiner jüngsten Tochter trat sie inmitten der festlichen Gesellschaft mit einem Glas Sekt in der Hand und mit strahlendem Lächeln auf ihren Vater zu. Erwartungsvoll blickte der Vater seine Lieblingstochter an: Welchen besonderen Wunsch mochte sie wohl haben? Wollte sie ihm vielleicht etwas besonders Nettes sagen und ihn dann vor der versammelten Gesellschaft hochleben lassen? Die umstehenden Gäste wurden aufmerksam, unterbrachen ihr Gespräch, aller Blicke richteten sich auf Vater und Tochter. »Papa«, so leitete die Braut liebevoll ihr Anliegen ein, »ich habe dich in meinem Leben noch nie Alkohol trinken sehen. Erfülle mir doch heute einen Wunsch und trinke dieses Glas auf mein Wohl.« Nach kurzem Zögern und einem Blick auf die ihn umgebende Runde der Gäste leerte der Vater mit einem Zug das Glas. Noch am gleichen Tag wurde er so schwer rückfällig, daß er bis zu seinem Lebensende nicht mehr aus der Asylierung entlassen werden konnte.

Minderwertigkeitsgefühle verhindern Einsicht

Wir sagten, daß es für den Alkoholiker am Anfang der kritischen Phase zur wichtigsten Angelegenheit wird, »seinen Willen zu beherrschen«. Wenn erneut Spannungen entstehen, ist ein Glas für ihn das gewohnte und gegebene Hilfsmittel. Jedesmal ist er neu davon überzeugt, daß es diesmal beim kontrollierten Trinken, bei zwei oder höchstens drei Gläsern bleiben wird. Nachdem er mit diesem Verfahren über längere Zeit hinweg nur Mißerfolge geerntet hat, müßte er jetzt eigentlich seine Schwäche gegenüber dem Alkohol zur Kenntnis nehmen und sich seine Alkohol-Abhängigkeit eingestehen. Doch die moralische Verurteilung, die der von unserer Gesellschaft als »Trinker« oder gar als »Säufer« abgestempelte Alkoholkranke zu erwarten hat, verhindert diese Selbsterkenntnis und damit in der Regel den Ansatz für eine rechtzeitige Hilfe. Jeder Mensch benötigt ein gewisses Maß an Selbstachtung. Wenn das Selbstwertgefühl so beeinträchtigt wird, daß sich jemand als völlig unnütz oder gar wertlos erlebt, wird sein Leben sinnlos, sein Weiterexistieren unmöglich. Das Tun vieler Menschen ist deshalb ständig darauf ausgerichtet, sich selbst bei ihrer Umgebung ins rechte Licht zu setzen und dadurch das eigene Selbstwertgefühl anzuheben. Erst in einer Selbsthilfegruppe oder auch bei der ambulanten bzw. stationären Behandlung lernt der Alkoholiker, die Dinge so zu sehen, wie sie wirklich sind. »Alkoholkrank zu sein ist keine Schande, wohl aber, nichts dagegen zu tun«, ist ein bekanntes Wort der AA. Und mehr noch. Gerade der »trockene Alkoholiker«, der es gelernt hat, sich zu seiner Vergangenheit zu stellen und sich der Möglichkeiten bedient hat, sie zu bereinigen, macht ganz neue Erfahrungen. Er erlebt, wie er gerade durch das Annehmen seiner dunklen Jahre – anstatt sie aus seinem Leben zu verdrängen – zu einem Original wird, das seiner Umgebung einen ganz besonderen Dienst tun kann und ihm einen einmaligen Wert verleiht.

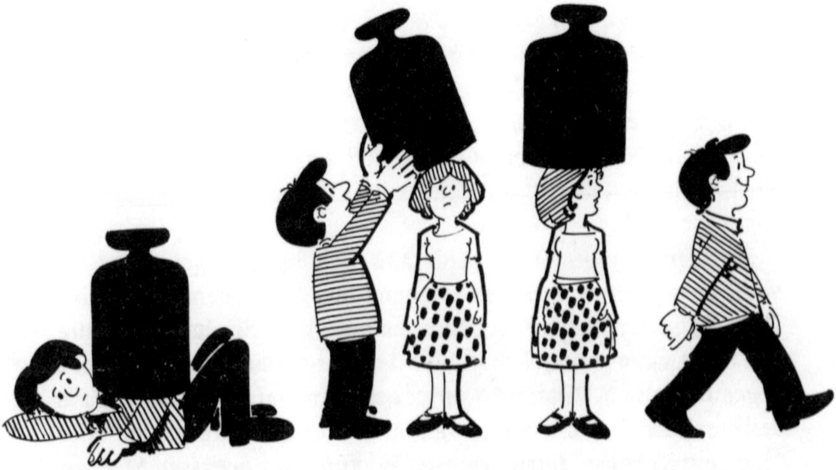

Bin ich denn tatsächlich ein Versager?

Nun hab ich's! Die anderen sind schuld.

Jetzt habe ich aber das Recht, mich selbst zu trösten.

Das Erklärungssystem

Zunächst aber entschuldigt er sich jetzt mit den bekannten »Alkoholikerausreden«. Er projiziert seine Schuldgefühle auf seine Umgebung, das heißt er stülpt das, was sich in seinem Inneren befindet, gewissermaßen seiner Umgebung über. Wir kennen diesen Vorgang der Projektion vom Bildwerfer her, der ein Dia mit der herrlichen Berglandschaft aus dem letzten Urlaub an die Wand wirft. So wird das ambivalente Gefühl von der eigenen Unschuld, das sich bei vielen Alkoholikern in dieser Phase findet, verstehbar. Tatsächlich erleben sie ihre Schuld größtenteils jetzt außen, bei der Umwelt, statt bei sich selbst. Die vom Alkoholiker gefundenen Erklärungen sollen ihn selbst und seine Umgebung davon überzeugen, daß er die Kontrolle nicht verloren, sondern sich ganz zu Recht betrunken hat. Er meint, daß er ohne diesen Anlaß durchaus imstande gewesen wäre, den

Alkohol mäßig wie jeder andere zu genießen oder gar stehen zu lassen. Diese Entschuldigungen sind für ihn von großer Wichtigkeit; sie geben ihm die Möglichkeit, weiter zu trinken, was für ihn, der auf andere Weise seine Probleme nicht lösen kann, eine unbedingte Notwendigkeit darstellt. Damit wird der Grund zu einem ganzen Erklärungssystem gelegt, das sich immer mehr auf jede Ebene seines Lebens ausbreitet: auf die Familie, auf das Verhältnis zu Chef und Kollegen und zu anderen Bezugspersonen.

Das Erklärungssystem wird dem Alkoholiker, insbesondere von seiner Umgebung, sehr übelgenommen. Es begründet seinen Ruf, ein scheinheiliger Heuchler zu sein, dem Schutzbehauptungen und Lügen glatt aus dem Mund kommen, dessen Äußerungen nur mit großem Mißtrauen aufgenommen werden können, dem man einfach nicht glauben kann. Diesen Eindruck muß der Hausarzt genauso gewinnen wie Vorgesetzte, Sportskameraden oder Verwandte.

Grundsätzlich ist es im Leben in allen Fällen, die uns scheinbar Anlaß zu moralischer Verurteilung geben, gut, sich in die Lage des jeweiligen Gegenübers zu versetzen. Das bewahrt uns vor Fehlurteilen und falschen Schlußfolgerungen. Seit dem Wirksamwerden des Selbstkontrollverlustes erlebt der Alkoholiker immer wieder, wie er sich entgegen seinem Willen und Vorsatz betrinkt. Eine zutreffende Erklärung über die Ursachen kann ihm niemand geben. Also muß er selbst nach einer Lösung suchen. Den Grund darin zu suchen, daß er selbst Probleme mit dem Trinken hat, scheidet für ihn aus. Das käme für ihn, wie schon ausgeführt, einem moralischen Selbstmord gleich. Die allermeisten Alkoholiker und Alkoholikerinnen haben ja ein ausgeprägtes Bedürfnis, in den Augen ihrer Mitmenschen nicht nur anerkannt zu sein, sondern sich bei ihnen besonderer Wertschätzung zu erfreuen. Dieses Bedürfnis verdichtet sich besonders im Gefühlsbereich und beeinflußt die Wahrnehmung. (Unser Erleben der Welt, der Personen und Dinge, ist nie objektiv. Im Gegenteil, unsere Gefühle vermögen es zu verzerren oder zu verfälschen. In bestimmten Fällen können Tatsachen und Vorgänge der Wahrnehmung vollständig entgehen, »weil nicht sein kann, was nicht sein darf«.) Der Betroffene erlebt allerdings dabei seine eigene Beteiligung an diesen Vorgängen kaum. Weil er die Welt nur so erfährt, wie seine Gefühle ihm das vorschreiben, hält er seine Art und Weise, die Welt zu sehen, für objektiv richtig.

Auch im Blick auf die eigene Person ist das so. In den eigenen Augen ist der Alkoholiker zu dieser Zeit alles andere als ein verkommener Trunkenbold. Er hält sich für einen im Grunde sehr hilfsbereiten, kameradschaftlichen und guten Menschen, der sich nur wegen irgendwelcher Widrigkeiten nicht in wünschenswertem Umfang entfalten konnte. Also können auch die Beschuldigungen, die ihn moralisch zu ächten geeignet wären, gar nicht wahr sein. Hierher paßt der Kommentar eines ehemaligen Patienten, der nach mehreren Rückfällen nun schon seit über zehn Jahren abstinent lebt: »Der Alkoholiker ist der gewandteste Lügner, den es gibt; denn er glaubt selbst, was er sagt.«

Wer angibt, hat's nötig

Die Erklärungen und Ausreden dienen nicht zuletzt auch als Widerstand gegen soziale Belastungen, die gleichzeitig mit dem Kontrollverlust auftreten. Denn jetzt fällt die Trinkart des Alkoholkranken auf. Seine Angehörigen, Freunde und Arbeitgeber beginnen, ihn zu tadeln und zu warnen. Trotz aller Erklärungen besteht eine deutliche Beeinträchtigung der Selbstachtung. Entsprechend der in solchen Situationen »normalen Reaktion« versucht auch der Alkoholiker, den Verlust an Selbstwertgefühl auszugleichen. Das geschieht vor allem durch übergroße Selbstsicherheit nach außen, die er in dieser Zeit an den Tag zu legen beginnt. Er gefällt sich in großartiger Verschwendung und großspurigen Reden, und er sucht sich und andere davon zu überzeugen, daß er gar nicht so schlecht sei, wie er sich das im stillen manchmal selber sagt und wie es ihm seine Umgebung vorwirft. Bei Männern geschieht das nicht selten in der Gastwirtschaft, wo die ganze Runde der Gäste freigehalten wird. Frauen suchen den entsprechenden Ausgleich oft über großzügige Geschenke, die das dem Anlaß entsprechende Maß weit übersteigen.

Der Ehepartner wird zum Feind

Das Erklärungssystem wächst sich unmerklich zu einem System der Isolation aus. Die Erklärungen führen ganz natürlich zu der Ansicht, daß der Fehler nicht beim Alkoholiker, sondern bei den andern liegt. Das hat wiederum eine fortschreitende Abkehr der sozialen Umgebung zur Folge. Der Alkoholiker reagiert darauf mit einem auffällig aggressiven Benehmen. Besonders der Ehepartner wird zu diesem Zeitpunkt der erklärte Feind. Er ist es, der den Alkoholiker vom zentralen Wert seines Lebens, vom Tröster, Freund und Helfer in allen Lebenslagen, von der geliebten Flasche, fernzuhalten versucht. In seiner gereizten Stimmung versucht der Alkoholiker nun, sich auf den Gegenangriff als der besten Form der Verteidigung einzurichten. Er bemüht sich, irgendwelche Fehler der nächsten Angehörigen zu entdecken, um ihnen Vorwürfe machen zu können. Nach solchen vom Zaun gebrochenen Auseinandersetzungen hat er nicht nur einen Aufhänger, um seinen Ärger loszuwerden, sondern er besitzt einen Anlaß zum Weitertrinken. Das läßt andererseits seine Schuldgefühle immer stärker wachsen. Schon in der Prodromalphase treten von Zeit zu Zeit wegen des Trinkens Gewissensbisse auf; doch jetzt wird das Gefühl des Zerknirschtseins zum Dauerzustand. Diese zusätzliche Belastung verstärkt die Notwendigkeit zum Trinken.

Dem Druck der Umgebung folgend, versucht der Suchtkranke jetzt, Methoden zu finden, die es ihm ermöglichen sollen, sein Trinken wieder unter Kontrolle zu bekommen. Entweder er entschließt sich für eine gewisse Zeit zur völligen Enthaltsamkeit (Abstinenzperioden von mehreren Monaten bis zu einem Jahr sind keine Seltenheit), oder er glaubt, seine Schwierigkeiten durch Einführung von Trinkmethoden meistern zu können. Er stellt Regeln auf, wonach er zum Beispiel nicht zu gewissen Tageszeiten oder nur an von ihm festgelegten Orten oder nur bestimmte Alkoholsorten trinkt. Die Unkenntnis der Umgebung, die ihn wissen läßt, ein Glas Wein oder eine Flasche Bier schade gewiß nicht, bestärkt ihn noch bei seinen nutzlosen Versuchen.

Verteidigungsmaßnahmen und Verlust an zwischenmenschlichen Beziehungen

Der Alkoholiker befindet sich jetzt pausenlos in einer Situation und Verfassung, die ihn zum Kämpfen zwingt. Er muß dafür seine letzten Kräfte aufbieten. Das vermehrt seine Feindseligkeit gegen die Umgebung, und er beginnt, Freunde fallen zu lassen und Arbeitsplätze zu wechseln. Jetzt brechen auch manche Bekannte die Beziehungen zu ihm ab, und mancher Chef entläßt ihn. Aber häufig wird er selbst aktiv im Sinne einer vorausschauenden Verteidigung. Er fürchtet die Kränkung einer Kündigung und sucht ihr durch einen Arbeitsplatzwechsel zuvorzukommen. Je mehr seine Vereinsamung zunimmt, desto mehr konzentriert sich sein ganzes Benehmen auf Alkohol. Er sucht sich jetzt auch seine Arbeit nach anderen Gesichtspunkten aus. Während er früher überlegte, ob sich sein Trinken auf seine Arbeit nachteilig auswirken könnte, steht jetzt der Gesichtspunkt im Vordergrund, ob eine bestimmte Arbeit sein Trinken stören würde. Sein Benehmen wird jetzt auffälliger. Er setzt sich immer mehr über die gesellschaftlichen Trinksitten hinweg. Er ist nicht mehr imstande, über die genossenen Mengen, ihre Wirkungen und Folgen, sachlich zu urteilen.

Beeinträchtigung der Arbeitsleistung und Selbstmitleid

So fallen allmählich Alkoholverlangen und Verträglichkeit immer mehr auseinander. Der Körper kann die Mengen des genossenen Alkohols nicht mehr verarbeiten, die Auswirkungen des Zellgifts Alkohol machen sich bemerkbar. Dabei ist sich der Alkoholiker seiner Gefährdung nur undeutlich bewußt. Er gibt sich überheblich und behauptet, er könne immer größere Alkoholmengen vertragen. Immer häufiger treten Rauschzustände und allmählich auch mehr oder weniger starke Bewußtseinstrübungen auf. Gleichzeitig zeichnet sich der Beginn einer alkoholbedingten Persönlichkeitsveränderung mit sozialen und familiären Anpassungsstörungen ab. Sie zeigen sich vor allem bei den gehobenen beruflichen Tätigkeiten, beim Facharbeiter, Spezialisten oder Akademiker, beim Selbständigen und bisher besonders Leistungsfähigen. Arbeitsleistung und Zuverlässigkeit nehmen immer mehr ab. Nachlässigkeit, Streit, Unfälle im Betrieb und in der Öffentlichkeit, Bummelei oder Arbeitsversäumnisse folgen. Da sich das ganze Interesse des Alkoholikers auf den im Mittelpunkt all seiner Wünsche und Gedanken stehenden Alkohol einengt, folgt ein Verlust an äußeren Interessen und eine Verschlechterung der zwischenmenschlichen Beziehungen. Er betrachtet seine Umgebung mit zunehmendem Mißtrauen und findet so scheinbar immer neue Beweise für ihre Feindseligkeit

Das Selbstmitleid des Alkoholikers

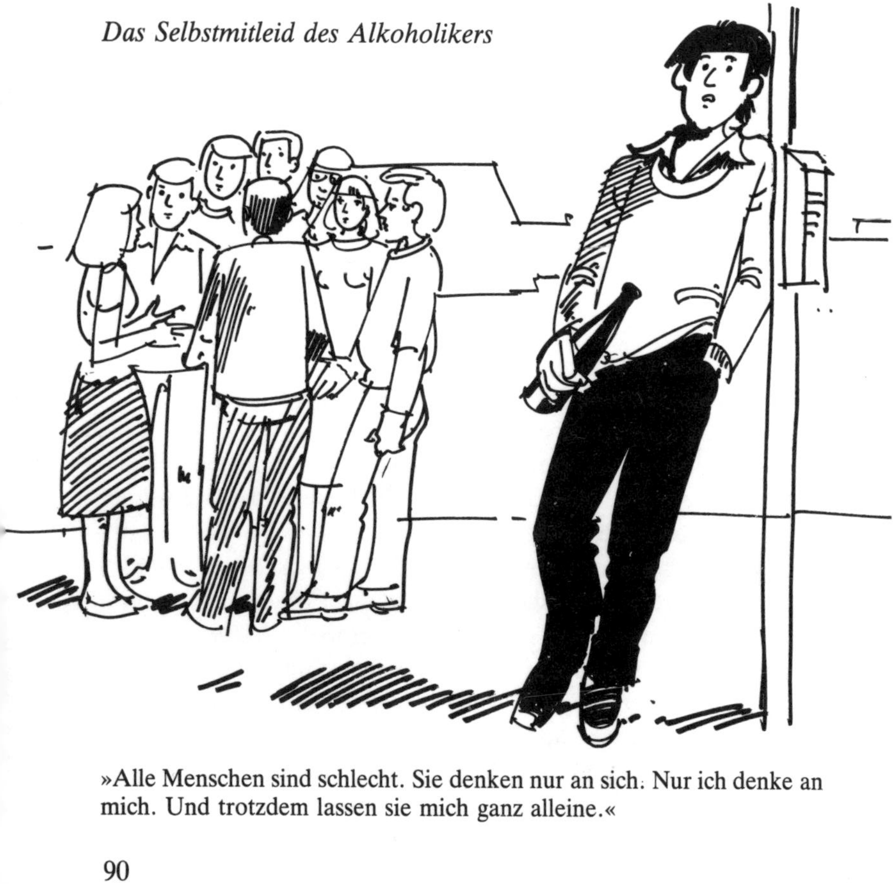

»Alle Menschen sind schlecht. Sie denken nur an sich. Nur ich denke an mich. Und trotzdem lassen sie mich ganz alleine.«

gegenüber seiner Person. All das geht einher mit einem auffallenden Selbstmitleid. Er hat das Gefühl, daß alle gegen ihn sind, daß keiner ihn versteht und daß er das ärmste und verlassenste Geschöpf der ganzen Welt sei. Da ihn niemand sonst tröstet, muß er das selbst tun, natürlich mit Alkohol.

Doppeltes Versteckspiel

Innere und äußere Vereinsamung und Erklärungen haben jetzt in erheblichem Maße zugenommen; sie finden ihren Ausdruck entweder in gedanklicher oder tatsächlicher geographischer Flucht. So zieht der nun von seiner »Geliebten« immer mehr tyrannisierte Alkoholkranke vom Dorf in die Stadt oder von der Großstadt aufs Land. Er wandert von Nord nach Süd oder von West nach Ost. Da ihn aber seine Probleme begleiten, können sich auch am neuen Wohnort und Arbeitsplatz keine besseren Verhältnisse einstellen. Unter dem Eindruck der alkoholbedingten Auseinandersetzungen tritt eine Änderung im Familienleben ein. Frau und Kinder, die im gesellschaftlichen Leben gestanden haben, ziehen sich jetzt aus Angst und Scham zurück. Vielleicht beginnen sie auch in einer entgegengesetzten Reaktion eine ausgiebige gesellschaftliche Betriebsamkeit, um der häuslichen Umgebung entfliehen zu können. Diese und andere Vorkommnisse führen zum Entstehen eines ständigen Unwillens beim Alkoholsüchtigen. Das vorherrschende Interesse am Alkohol veranlaßt ihn jetzt, sich einen Vorrat zu sichern. Im Kleiderschrank, unter der Matratze, im WC-Wasserkasten, in der Essig- oder gar Bettflasche und an anderen schwer zugänglichen Stellen versteckt er eine oder mehrere Flaschen beziehungsweise ihren Inhalt, um jederzeit den notwendigen »Stoff« zur Verfügung zu haben.

Alkohol wird zur Geliebten

Daraus wird deutlich, welche Bedeutung der Alkohol in der Wertordnung des Süchtigen jetzt gewonnen hat: Er ist zum obersten Daseinswert, zur wichtigsten Angelegenheit seines Lebens geworden. Seine ganze Umgebung erscheint ihm feindselig oder zumindest unzuverlässig. Von allen Seiten sieht er sich von Gefahren und Bedrohungen umgeben, die ihm Angst einflößen. Nur an einer Stelle gibt es noch Geborgenheit und Beruhigung für ihn – bei seiner Flasche.

So entsteht eine starke Gefühlsbindung an den Alkohol, dessen Anziehungskraft dadurch immer übermächtiger wird. Ein Alkoholiker, der erst nach seiner dritten Behandlung zur Abstinenz gekommen war, wurde von den Patienten eines Fachkrankenhauses gefragt, warum er drei Anläufe benötigt habe, um zum Erfolg zu kommen. Er gab die bezeichnende Antwort: »Bei den ersten beiden Kuren ist mir verstandesmäßig klar geworden, daß der Alkohol für mich schädlich ist. Aber erst bei der dritten Kur habe ich der ›Geliebten‹ den Abschied gegeben.«

Wie erkenne ich mich selbst?

Hier wird ein für den Alkoholiker geradezu lebenswichtiges Problem deutlich: sich selbst zu erkennen, etwas von dem sehen zu lernen, was an Ursachen und Beweggründen hinter dem eigenen Handeln steht. Dieses sich in vertiefter Weise Kennenlernen ist deshalb so schwierig, weil auch hier Gefühle eine große Rolle spielen. Gefühle, die mit dem kleinen, unsicheren, ängstlichen, aber auch anspruchsvollen und überempfindlichen Jungen zu tun haben, der hinter der Fassade des 25jährigen, vielleicht auch 32- oder 40jährigen steckt. Dieser kleine Junge – es kann sich sinngemäß auch um ein kleines Mädchen handeln – scheut die Selbsterkenntnis. Sie würde ihm Schmerz und Leiden bereiten. Er müßte dann vielleicht den Schock ertragen, sich selbst als den Angelpunkt seiner ausweglosen Situation zu erkennen. Er könnte zu der Einsicht gelangen, daß nicht die böse Welt bisher seine Lebensbewältigung und gute Entwicklungen verhinderte, sondern er selbst. Es wäre schrecklich für ihn mitzubekommen, daß gerade der gute kleine Junge in ihm das entscheidende Hindernis bildet. Der Junge, der bisher allein dem Ehepartner die Schuld zuschob für das Nebeneinanderherleben in der Ehe, für das Zerwürfnis mit den Eltern und für das gespannte Verhältnis zu den Kindern. Der Junge, der die zweifellos vorhandenen Fehler und Schwächen der anderen vielfach vergröbert sah und dabei seinen eigenen Beitrag zur Entfaltung der Partner völlig außer acht ließ. Auch daß es in seiner Macht gestanden hätte, den ersten Schritt zur Überwindung der Streitigkeiten zu tun, kam ihm nicht in den Sinn. So zum Beispiel klar auszudrücken, was ihn quält, oder mitzuteilen, was er sich von den anderen wünscht. Eine andere Möglichkeit für ihn wäre gewesen, gut zuzuhören, was die andern an ihm auszusetzen haben. Er hätte den Mut aufbringen können, Änderbares anzupacken, und er hätte sich gleichzeitig um Gelassenheit bemühen können, das nicht oder nur langsam Änderbare zu ertragen und gerade dabei zu reifen. Kurz, er hätte damit anfangen können, sich nicht mehr selbst anzulügen oder, wie das Dostojewski formuliert hat, seinen eigenen Lügen nicht länger zu glauben. Das sei die schwerste Kunst im Leben, meint Dostojewski. Der Suchtkranke, der diese Kunst erlernt, wird darüber gesund werden.

Mit der Vermittlung von Wissen über die Schädlichkeit des Alkohols und über die verschiedenen Stadien der Krankheit Sucht, das heißt durch Erkenntnisse, die mit dem Kopf gesammelt werden, wird also nur wenig erreicht. Vielmehr geht es um die emotionale, das heißt die gefühlsmäßige Einsicht, um ein »Sehen mit dem Herzen«. Dieses ganzheitliche Erkennen schließt verstandesmäßiges Erfassen nicht aus, sondern ein. Aber die daraus gewonnenen Einsichten sind umfassender und tiefgreifender, sie wirken sich auch auf Handeln und Verhalten aus. Vor allem bewirken sie bleibende Veränderungen, während die aus der »Klein-Jungen-Position« gesammelten Informationen bestenfalls zu guten Vorsätzen führen, mit denen bekanntlich der Weg zur Hölle gepflastert ist. Erst wenn sich ein Mensch – und das betrifft auch die sogenannten Gesunden, nicht nur die Alkoholiker – in vertiefter Weise erkennt und die damit verbundenen Schmerzen anzunehmen bereit ist, wird es ihm möglich, tragfähige Werte und Ziele ins Auge zu fassen, die sein Leben in neuer Weise tragen und erfüllen. Jetzt erst wird es möglich, der falschen Geliebten den

Wer wagt, gewinnt!

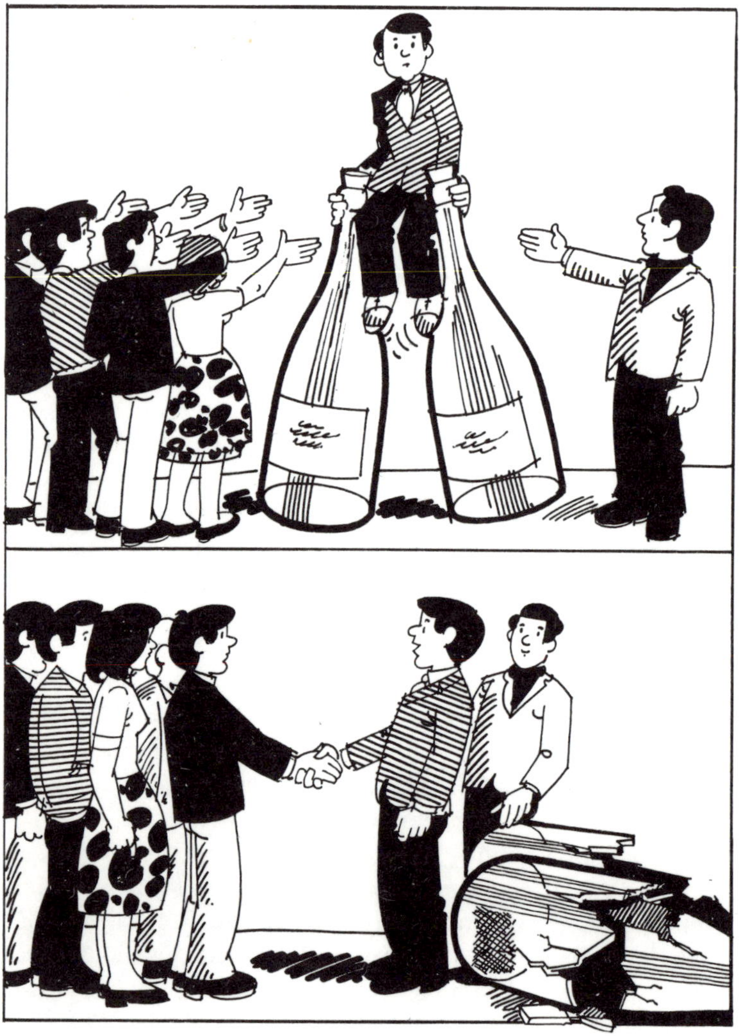

Wer sich nichts mehr vormacht und auf den Boden der Tatsachen zurückkehrt, gewinnt viele neue Freunde.

Abschied zu geben. Nun gewinnen Hoffnung und Zuversicht wieder Raum im Leben. Plötzlich stehen Kräfte zur Verfügung, von deren Vorhandensein der kleine Junge bisher gar nichts ahnte.

Der ehemalige Patient, von dem vorhin berichtet wurde, daß er es erst im dritten Anlauf schaffte, gab dafür eine ganz konkrete Begründung: »Ich konnte der Geliebten den Abschied geben, weil ich Gott nicht länger davongelaufen bin. Ich bin damals Christ geworden.«

Organische Schäden

In der Regel tritt jetzt als Folge einer Magenschleimhautentzündung Appetitlosigkeit auf. Das veranlaßt den Patienten, immer mehr auf »flüssige Nahrung« überzugehen. Umgekehrt wirkt sich die Vernachlässigung angemessener Ernährung in einer noch schwereren Schädigung des Organismus aus. Häufig kommt es jetzt auch zur ersten Einweisung in ein Krankenhaus wegen der auf den Alkoholismus zurückzuführenden organischen Beschwerden. In der Regel verschweigt der Suchtkranke auf die Frage der behandelnden Ärzte seinen Alkoholmißbrauch. Er erklärt mit dem unschuldigsten Gesicht, er trinke zwar gelegentlich, aber doch ganz im Rahmen der Norm.

Eine weitere Auswirkung des Alkohols auf den Organismus stellen die Potenzstörungen dar, die dazu führen, die Feindschaft des Alkoholikers gegen seine Ehefrau zu vermehren. Sie sind auch Ursache der bekannten alkoholischen Eifersucht des Alkoholikers. Er beschuldigt seine Partnerin in einer Übertragung seiner Schuldgefühle der Beziehungen zu fremden Männern, und er beschimpft sie mit unflätigen und gemeinen Ausdrücken. Oft wird dadurch das Bestehen der Ehe in Frage gestellt, nicht zuletzt deshalb, weil die Angehörigen die krankheitsgegebene Bedingtheit dieser Merkmale nicht erkennen. Sie werden als verwerfliches und verkommenes Verhalten mißverstanden. Deshalb liegen falsche Schlußfolgerungen nahe wie »Scheidung ist der einzige Ausweg«, »Er ist soweit abgesunken, daß ihm nicht mehr zu helfen ist« und ähnliches. In dieser Zeit haben Gewissensbisse, Unwillen, Kampf zwischen Alkoholverlangen und Pflichten, Verlust der Selbstachtung, Zweifel und falsche Ermutigungen den Süchtigen so zerrüttet, daß er den Tag nicht mehr beginnen kann, ohne sich nach dem Aufstehen oder davor mit Alkohol zu beruhigen. Das ist der Beginn des regelmäßigen morgendlichen Trinkens, was bis dahin nur selten vorkam. Trunkenheit ist während der kritischen Phase die Regel, aber sie ist im allgemeinen auf die Abendstunden beschränkt. Mit dem Trinken wird irgendwann am Nachmittag – oft erst nach der Arbeit – begonnen, und gegen Abend ist dann das Rauschstadium erreicht.

Zusammenfassend kann die kritische Phase als verzweifelter Versuch angesehen werden, den völligen Verlust der sozialen Basis zu vermeiden. Gelegentlich verursachen die Nachwirkungen des abendlichen Rausches eine Beeinträchtigung der Arbeitsleistungen. Im allgemeinen kann aber der Süchtige noch einer Arbeit nachgehen, weil er sich besonders anstrengt, einen Rausch während des Tages zu vermeiden. Gelegentlich vermag der Alkoholkranke – trotz mancher Entgleisungen – sogar nach außen hin so viel Haltung zu bewahren und sich so zu tarnen, daß ein sozialer Aufstieg nicht ausgeschlossen ist. Die Familie wird allerdings in der Regel schon stark vernachlässigt, ja sie ist nicht selten – insbesondere der Ehepartner – das Ziel seiner feindseligen Gefühle. Das Vertrauensverhältnis zwischen den Ehegatten ist meist in erheblichem Ausmaß gestört, wenn nicht gar schon die Ehescheidung eingeleitet oder durchgeführt wurde.

Einbeziehung der Familienangehörigen in die Behandlung

Hier wird deutlich, wie bedeutsam für die Rehabilitation des Alkoholikers die Einbeziehung seiner Familienangehörigen ist. Wir verstehen heute ein Ehepaar, ja in gewissem Sinne die ganze Familie, einschließlich der Kinder und anderer in der Familie lebender Verwandter, als eine Einheit. Die Mitglieder dieser Gruppe sind in seelischer Hinsicht viel weitgehender aufeinander

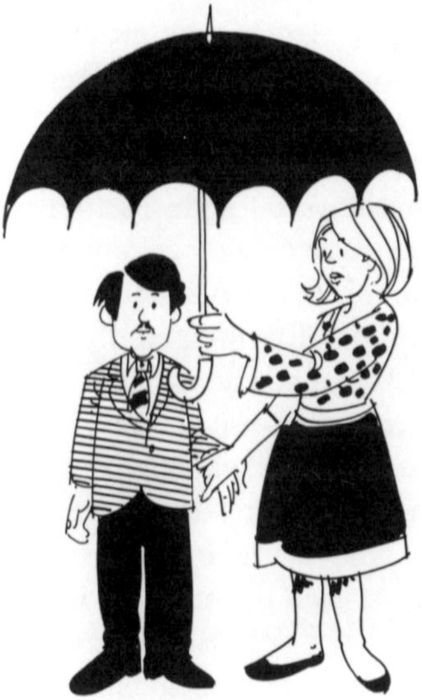

1. Ehephase
Sie: Es macht mich glücklich, dich zu beschirmen.
Er: Es tut mir wohl, von dir umsorgt zu werden.

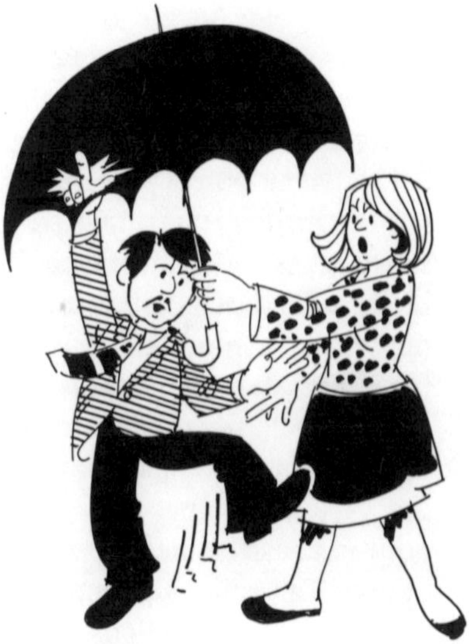

2. Ehephase
Er: Du unterdrückst mich! Dir werde ich's besorgen!
Sie: Du bist undankbar und abscheulich. Ich habe doch alles für dich getan.

bezogen, als sie es selbst wissen. Veränderungen bei einem Teil der Gruppe ziehen unweigerlich Veränderungen bei den anderen nach sich. Nimmt der eine Teil eine bestimmte Position ein, so muß der andere die dazu passende Rolle übernehmen. Tut er das nicht, so gibt es Schwierigkeiten. Versteht sich der eine, um ein Beispiel zu wählen, als Beschützer und Versorger oder gar als der, der sich aufopfern muß, so benötigt er einen Partner, der sich beschützen und umsorgen läßt und bereit ist, von den Opfern seines Beschützers zu leben. Auf eine Kurzformel gebracht: Der Partner muß die Rolle eines Pflleglings übernehmen. Diese Rollenverteilung wird zu Beginn einer Ehe meist mehr oder weniger freiwillig gewählt, weil sie unbewußten Bedürfnissen der Partner entspricht. In der ersten Zeit der Gemeinsamkeit sieht es aus, als sei damit eine ideale Ergänzung gelungen. Doch nach einigen Jahren werden genau die Verhaltensweisen, die zu dieser Anfangsharmonie geführt haben, zum Konfliktstoff, der zwangsläufig zur Krise der gegenseitigen Beziehungen führt.

Das ist in einem höheren Sinn sehr sinnvoll. Beide Partner können an den jetzt zutage tretenden Gegensätzlichkeiten reifen, falls sie diese offen austragen. In der Trinkphase des Alkoholikers bleiben die durch die Partnerwahl gegebenen Konfliktpotentiale durch den Suchtmittelkonsum verdeckt. Während einer ambulanten oder stationären Behandlung dagegen, zum Beispiel während eines Angehörigenseminars, werden diese Zusammenhänge häufig zum ersten Mal ins Bewußtsein gerufen. Und erst dann, wenn der Alkohol keine Rolle mehr spielt und beide Partner die notwendige Abstinenz akzeptiert haben – auch der nicht suchtkranke Teil sollte sich um der Solidarität mit dem Betroffenen willen dazu entschließen –, kann die über Jahre gehende Bearbeitung der als so verletzend erlebten Gegensätzlichkeiten beginnen. Das bringt dem Paar oft eine schmerzliche Enttäuschung. Waren doch beide überzeugt, das Suchtmittel sei der eigentliche Stein des Anstoßes, mit der Abstinenz seien harmonische Beziehungen sichergestellt. Und nun stehen die Partner erst am Beginn der Durcharbeitung ihrer Verständigungsschwierigkeiten. Doch Resignation über den gerade mit dem Beginn der Abstinenz gegebenen neuen Aufgaben ist nicht am Platze. Alle Ehepaare müssen sich mit diesen Problemen auseinandersetzen, auch diejenigen, die Suchtprobleme aus eigener Erfahrung nicht kennen. Die von der Abhängigkeit betroffenen Paare sind allenfalls zeitlich im Verzug. Doch dafür bekommen sie meist auch therapeutische Hilfen, die dem »Normalen« nicht so ohne weiteres zugänglich sind. Notwendig ist allerdings, daß sich beide ändern. Wenn eine Nachreifung nur bei dem »kleinen Jungen« einsetzt, ohne daß sein Partner in den Prozeß einbezogen wird und sich und seine unbewußten Bedürfnisse ebenfalls in neuer Weise kennenlernt, werden die Spannungen und Schwierigkeiten nur noch vergrößert. Dringend erforderlich ist es auch, daß die Angehörigen über die Hintergründe des Alkoholismus informiert werden und damit zu einem neuen Verständnis des Alkoholkranken, seiner Haltung und seiner Handlungen gelangen. Nur so wird eine Wiederherstellung der Vertrauensbeziehung erfolgen können, die eine unabdingbare Voraussetzung für die angestrebte neue Gemeinsamkeit darstellt.

Wer hat sich nicht geändert?

Ein Patient, dessen Frau sich während seiner Behandlung wenig um ihren Mann gekümmert, an einem Seminar nicht teilgenommen und ihm kaum geschrieben hatte, wurde von ihr nach beendetem Heilverfahren zu Hause sehr kühl empfangen. Entgegen seinen Erwartungen holte sie ihn an der Bahn nicht ab, auch Blumenstrauß und Empfangskuchen waren nicht vorbereitet. Auf die etwas brummig vorgebrachte Bemerkung der Frau: »So, Du bist auch wieder da«, setzte sich der Heimgekehrte in die gute Stube, um seine Heimatzeitung zu studieren. Als er um 12 Uhr nicht zum Essen gerufen wurde, dachte er: Gewiß kocht mir meine Frau heute etwas besonders Gutes, vielleicht sogar meine Leibspeise. Das wird eben längere Zeit in Anspruch nehmen. Als sich aber gegen 13 Uhr immer noch nichts rührte, begab er sich in die Küche, um dort festzustellen, daß seine Frau bereits beim Abwaschen war. Auf seine erstaunt vorwurfsvollen Blicke antwortete sie: »Das war Dir doch klar, daß wir immer um 12 Uhr essen. Du hättest ja kommen können.« Doch das war noch nicht das Schlimmste. Vollends aus der Fassung geriet unser Patient, als ihm seine Frau nach dem Hereinbrechen der Dämmerung erklärte: »Du weißt doch, daß wir oben in der Kammer noch ein Bett stehen haben. Dort habe ich Deine Sachen hinaufgebracht. In unserem Schlafzimmer hast Du nichts zu suchen.«

Nach drei Tagen trank der Mann wieder. Hatte er vielleicht erwartet, daß sich während seiner Behandlung die Umwelt, insbesondere seine Frau, von selbst verändern und ihm dadurch eine Wandlung und das Anpacken der Schwierigkeiten erspart bleiben würde? Mußte ihm nicht während seiner Behandlung klar geworden sein, daß die ablehnende Haltung seiner Frau nur überwunden werden konnte, wenn er sich den Ursachen der Handlungsweise seiner Frau, das heißt vor allem ihren wenig positiven Gefühlen ganz offen und mit großer Bereitschaft zum Zuhören stellen würde? Wie sollte es sonst zu dem von ihm gewünschten Vertrauensverhältnis kommen?

Die sich über die ganze 3. Phase hinziehenden Auseinandersetzungen, Niederlagen und gescheiterten Selbsthilfeversuche unterminieren langsam aber sicher den körperlichen und seelischen Widerstand des Süchtigen. Damit sind die Voraussetzungen für den letzten Akt des Dramas gegeben, das sich in der 4. Phase abspielt.

4. Die chronische Phase:

Im Teufelskreis gefangen

Die chronische Phase beginnt mit dem regelmäßigen morgendlichen Trinken. Der Tag steht vor dem Alkoholkranken wie ein unübersteigbarer, bedrohlicher Berg. Die fortgeschrittene Schädigung seines Nervensystems wirkt sich oft in der Weise aus, daß er unfähig ist, sich zu bewegen. Er kann nicht aufstehen oder einfache Bewegungsabläufe – zum Beispiel sich rasieren oder eine Uhr aufziehen – vollziehen. Er muß erst einen Schluck trinken, um »in Gang zu kommen« und sich zu beruhigen. Diese Unfähigkeit zu abstinieren, das heißt sich des Alkohols überhaupt zu enthalten, wird von der Umgebung meist als Anzeichen fortgeschrittener Verkommenheit angesehen. In Wirklichkeit handelt es sich um ein Anzeichen der weit vorangeschrittenen Vergiftung des Organismus durch Alkohol. Immer dann, wenn der Blutalkoholspiegel absinkt, treten Entziehungserscheinungen auf wie Schwitzen, Zittern, nervöse Spannungen, innere Unruhe, Übererregbarkeit, Verstimmungszustände, Übelkeit, Schwächegefühle, Durchfall, Schlafstörungen, schwere Angstzustände, starkes Zittern (Tremor), psychomotorische Hemmung. Alle diese Symptome werden gebessert oder verschwinden sogar durch erneute Alkoholzufuhr. Also trinkt der Alkoholiker schon morgens, um seinen Verpflichtungen nachkommen zu können, um arbeitsfähig zu sein. Andererseits macht sich nach dieser morgendlichen »Stärkung« der Selbstkontrollverlust wieder bemerkbar, das unheimliche Verlangen ist schon wieder geweckt. Auf dem Weg zur Arbeitsstelle kommt der Alkoholkranke nicht am Lokal an der Ecke vorbei. Und nachdem er eine gewisse Alkoholmenge getrunken hat, ist es für ihn gleichgültig, welche Folgen aus seinem Fehlen am Arbeitsplatz entstehen. So berauscht sich der Süchtige nun auch tagsüber und mitten in der Woche. In diesem Zustand verharrt er oft einige Tage, bis er völlig unfähig ist, etwas zu unternehmen.

Die Unfähigkeit zu abstinieren

Sie findet sich allerdings nicht nur bei Alkoholikern, die den Selbstkontrollverlust hinter sich haben (Gamma-Alkoholiker). Sie ist auch das entscheidende Krankheitssymptom für die sogenannten Delta-Alkoholiker, auch Spiegeltrinker genannt. Sie unterliegen dem subjektiven Zwang, über den ganzen Tag verteilt kleinere oder größere Mengen Alkohol zu sich nehmen zu müssen. Die Kontrolle über ihren Alkoholkonsum können sie relativ lange wahrnehmen. Im Vordergrund steht bei ihnen eine körperliche Abhängigkeit, während sich die seelische Abhängigkeit erst relativ spät entwickelt. Die Spiegeltrinker sind besonders häufig bei Angehörigen der Alkoholberufe und in den sogenannten Weinländern zu finden. Im Gegensatz dazu steht beim Gamma-Alkoholiker die seelische Abhängigkeit schon am Beginn, während die körperliche Abhängigkeit erst später, das heißt in der vierten Krankheitsphase hinzukommt.

Zwei Wege zur Krankheit Alkoholismus

1. Der Weg zum Gamma-Alkoholismus

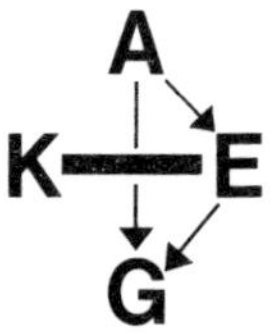

A = Problem- oder Konflikt-Trinker
E = Quartals- oder periodischer Trinker mit zeitweiligem Kontrollverlust
G = Suchtkranker mit Kontrollverlust (Gamma-Alkoholiker)
K = Kontrollverlust

2. Der Weg zum Delta-Alkoholismus

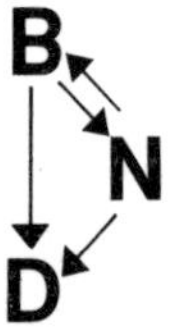

B = Gelegenheits- oder Geselligkeits-Trinker
N = Nichtsüchtiger Gewohnheitstrinker
D = Suchtkranker mit Unfähigkeit zu abstinieren (Delta-Alkoholiker)

Kennzeichen des Gamma-Alkoholikers: Er kann sein Trinken willensmäßig nicht mehr steuern (»nicht aufhören können«). Es handelt sich um den Verlust des Steuerungsvermögens der Menge nach. Es besteht erst eine seelische und dann eine körperliche Abhängigkeit.

Kennzeichen des nichtsüchtigen Gewohnheitstrinkers: Trinkt, unter Umständen über lange Zeit, unmäßig, ohne suchtkrank zu sein. Die Fähigkeit zur willensmäßigen Steuerung der Alkoholaufnahme, d. h. die Fähigkeit zum kontrollierten Trinken, ist nicht verlorengegangen. Eine Rückkehr zu B ist unter Umständen möglich.

Kennzeichen des Delta-Alkoholikers: »Spiegeltrinker«. Trinkt mäßig, aber regelmäßig. Verlust des Steuerungsvermögens der Zeitdauer nach. Es kommt zunächst zur körperlichen, erst später zur seelischen Abhängigkeit. Die Fähigkeit oder Bereitschaft, sich selber zu erkennen, ist gering. Die eigenen seelischen Probleme werden erst spät oder gar nicht entdeckt.

Der Gescheiterte wird ausgestoßen

Dem »verlängerten Rausch«, der in der Regel von der Gemeinschaft als schwerer Verstoß gegen die Spielregeln des Zusammenlebens aufgefaßt wird, folgt deshalb die gesellschaftliche Ächtung. Auch der verständnisvollste Arbeitgeber verliert nun die Geduld und entläßt den Alkoholiker. Sportverein und Skatklub wenden sich von ihm ab. Die Angehörigen lassen ihn jetzt meist ganz fallen. Der alkoholbedingte Abbau der Persönlichkeit hat erhebliche Fortschritte gemacht. Der Patient wird einsichtslos und unbelehrbar, er stumpft gegenüber den bei seiner Umgebung durch ihn verursachten Leiden immer mehr ab, ja oft nimmt er sie kaum noch zur Kenntnis. Falls er noch arbeitet, entschuldigt er sein Fehlen jetzt nicht mehr. Er scheitert schließlich auf allen Ebenen: An der Arbeitsstelle, in der Familie, in der weiteren sozialen Umgebung.

Schäden im geistig-seelischen Bereich

Der übermäßige und wiederholte Mißbrauch hat gewöhnlich einen ethisch moralischen Verfall und eine Beeinträchtigung des Denkens zur Folge, die jedoch nach einer Behandlung wieder verschwinden können, also noch rückgängig zu machen sind. Der Süchtige trinkt jetzt mit Personen weit unter seinem Niveau, um überhaupt noch irgendwo Geselligkeit und Beziehungen zu finden. Wenn er anderen »Stoff« nicht zur Verfügung hat, nimmt er zu technischen Erzeugnissen Zuflucht wie Haarwasser und Franzbranntwein oder zu alkoholhaltigen Medikamenten gegen Rheuma und Muskelschmerzen. Sehr oft wird jetzt auch minderwertiger Wermut oder billigster Schnaps getrunken, was sich gesundheitlich besonders nachteilig auswirkt. Zu dieser Zeit bemerkt gewöhnlich auch der Alkoholkranke selbst den Verlust seiner Alkoholverträglichkeit. Unbestimmbare Ängste und starkes Zittern werden zur Dauererscheinung. In der chronischen Phase zeigen sich diese Anzeichen, sobald der Blutalkoholspiegel absinkt. Demzufolge muß der Süchtige seine Entziehungssymptome mit Alkohol kontrollieren. Die Notwendigkeit, die Folgen seines jahrelangen Mißbrauchs zu überwinden, übertrifft das Bedürfnis, die Ursachen der Schädigung zu beseitigen. Damit ist der Süchtige in einem ausweglosen Teufelskreis gefangen, der ihn immer nachhaltiger und rascher zerstört.

Die Niederlage tritt offen zutage

Der alkoholbedingte Abbau der Persönlichkeit ist nun nicht mehr zu verbergen. Das Trinken nimmt den Charakter einer Besessenheit an. Nicht wenige Alkoholiker fürchten sich in diesem Stadium vor einem Überdenken ihrer Situation, ja vor dem Nachdenken überhaupt, um quälenden Selbstvorwürfen und Schuldgefühlen sowie wachsenden Ängsten und Konflikten auszuweichen. Die Erklärungsversuche werden allmählich aufgegeben. Sie sind im Laufe des jahrelangen Alkoholmißbrauchs so häufig und unbarmherzig der Wirklichkeit gegenübergestellt worden, daß nun das gesamte Erklärungssystem versagt und die Niederlage jetzt sogar vom Süchtigen selbst zugestanden werden muß. Er kann sich nicht mehr davor drücken, die eigene Niederlage einzugestehen, und als Folge davon ergeben sich häufig Zusammenbrüche schwerster Art, die in jedem Fall die umgehende Behandlung in einer psychiatrischen Klinik notwendig machen. Selbstmordversuche sind in diesem Stadium der Erkrankung nicht selten, da mit der schweren Selbstwertkrise das Leben seinen Sinn zu verlieren scheint. Ein Teil der Patienten erlebt bei weiter fortgesetzter Alkoholaufnahme als Folgeerscheinung Sinnestäuschungen des Gesichts, des Gehörs, der Geruchs- oder der Geschmacksempfindungen. Solche prädeliranten Zustände können sich dann bis zum Alkoholdelir steigern.

Alkoholbedingte Geisteskrankheiten

Vorboten des Delirs stellen sich unter Umständen schon tage- oder wochenlang vorher mit unruhigem Schlaf, ängstlichem Aufschrecken, Reizbarkeit, quälender Rastlosigkeit, einem immer stärkeren und gröberen Händezittern (Tremor) und zunächst vereinzelten Sinnestäuschungen ein. Zum eigentlichen Beginn kommt es meist nachts. Es treten rasch wechselnde Bewußtseinsstörungen organischen Charakters auf. Während die Orientierung im Blick auf die eigene Person erhalten ist, besteht ein Unvermögen, sich über die Situation klar zu werden. Massenhafte Sinnestäuschungen lassen die gewohnte Umgebung als wirklichkeitsfremd erscheinen. Entsprechend der sich schnell ändernden Wahnideen besteht eine ängstliche Grundstimmung. Im Rahmen der Gesichtshalluzinationen treten vor allem kleine, bewegliche, meist farblose, in großer Zahl vorhandene Dinge wie kleine Tiere, Mäuse, Insekten, Katzen, Löwen, auch Spielzeugtiere oder langgezogene Fäden, Drähte und Wasserstrahlen auf. Sie werden nicht nur gesehen, sondern meist auch getastet. Entsprechend finden Abwehrhandlungen statt. Bei den akustischen Sinnestäuschungen handelt es sich meist um einen rhythmischen Lärm, um Musik, um eine immer wieder gehörte, gleiche Melodie, oft verbunden mit szenenhaften Gesichtshalluzinationen und wirklichkeitsfremden Bildern wie Militärparaden, Volksfesten und ähnlichem. Die das Bewegungsgefühl, den Muskelsinn betreffenden (sogenannten kinästhetischen) Sinnestäuschungen bringen dem Kranken den Eindruck, der Boden schwanke, die Wände stürzten ein, oder dem liegenden Patienten das Empfinden, er sitze oder stehe. Geruchs- und Geschmackshalluzinationen rufen erklärende Wahnideen hervor, zum Beispiel Bedenken, man sei vergiftet. Das verstärkt die ängstliche Stimmung.

In der Bewegungsunruhe spiegelt sich die alltägliche Umgebung, was zum sogenannten Beschäftigungsdelir führen kann. So rollt etwa ein Patient aus dem Allgäu, der sonst als Käser oder Senner beschäftigt ist, seine Bettdecke in der Meinung, es handle sich um ein großes Käserad. Körperlich treten Polyneuropathien auf, das heißt nicht entzündliche Erkrankungen mehrerer, meist der peripheren Nerven in Armen und Beinen. Das Zittern des ganzen Körpers wird immer stärker. Schweißausbrüche und Fieber treten auf, das Gesicht ist fahl und blaß. Der Blutdruck sinkt, der Puls wird schnell und klein, es kommt zu Haemorrhagien, das heißt zu einem vermehrten Austreten von Blut aus den Blutgefäßen in die umgebenden Gewebe. Analgesien führen zu einer Aufhebung der Schmerzempfindung, so daß delirante Patienten, etwa nach einem Autounfall, auf gebrochenen Knochen gehen, ihre Wunden aufreißen oder ähnliches, ohne Anzeichen von Schmerzen zu zeigen. In sogenannten Bewegungsautomatismen werden bestimmte Bewegungen ständig wiederholt. Der Angstdruck, unter dem der Kranke steht, zeigt sich in einem Anklammern am Bett und an seinem Zähneknirschen. Ein Delir dauert zwei bis fünf Tage; es endet mit dem kritischen Endschlaf, der nicht selten zum Tode führt.

Die Korsakow-Psychose

Als Folge des Delirs, aber auch ohne Zusammenhang damit, kann sich eine alkoholische Korsakow-Psychose ergeben. Es handelt sich dabei um eine organische Verblödung alkoholischer Herkunft, verbunden mit einer schweren Störung des Frischgedächtnisses. Orientierung und Auffassung sind unscharf und leicht verfälschbar, die Gefühlslage ist sehr schwankend, die Zuwendung nur oberflächlich. Die Kranken sind von stumpf-gleichgültiger oder mürrisch-reizbarer Stimmung. Die schwere Gedächtnisstörung äußert sich darin, daß von einem Augenblick zum andern alle frischen Eindrücke vergessen werden. Die Orientierung ist vor allem zeitlich, aber auch örtlich gestört, die Gedächtnislücken werden durch sogenannte Konfabulationen, das heißt aus der Luft geholte, gewissermaßen frei erfundene Erklärungen ersetzt, die meist im Rahmen der früheren alltäglichen Erfahrungen des Kranken liegen. Stark gefühlsbetonte Konfabulationen, besonders solche, die im Zusammenhang mit der Familie stehen, werden oft hartnäckig und lange festgehalten; es treten Wahnideen organischer Art auf, etwa Verarmungsideen, seltener ein Verfolgungswahn. In schweren Fällen kommt es zu einem Stupor, das heißt zu einem Zustand völliger Bewegungslosigkeit, Stummheit und Nichtansprechbarkeit gegenüber Außenreizen oder einer Somnolenz, einer krankhaften Schläfrigkeit oder starker Benommenheit. Unter totaler Enthaltsamkeit von allen alkoholischen Getränken treten die Gedächtnisstörungen im Verlauf von Monaten manchmal etwas zurück, eine eigentliche Wiederherstellung erfolgt nie. Bestenfalls bleibt eine gewöhnliche alkoholische Verblödung, eine sogenannte Demenz, zurück.

Alkohol-Halluzinose

Neben dem Delirium tremens und der Korsakow-Psychose gibt es noch eine Reihe von weiteren Intoxikationspsychosen, also Geisteskrankheiten, die auf eine chronische Alkoholvergiftung zurückzuführen sind. So etwa die Wernicke'sche Krankheit, die in Form einer entzündlichen, mit Blutungen verbundenen Veränderung der Gehirnsubstanz in Erscheinung tritt. Die Alkoholhalluzinose, auch halluzinatorischer Wahnsinn der Alkoholiker genannt, ist überwiegend durch Sinnestäuschungen des Gehörs typischer Art gekennzeichnet. Der Kranke hört über sich reden, und zwar meist die Stimmen mehrerer oder vieler Leute, die ihn beschimpfen, bedrohen, ihm seine Vergehen vorhalten. Die Anrufe kommen in der Regel von draußen, so daß sich der Patient, wenn er sich in geschlossenen Räumen befindet, in eine Belagerungssituation versetzt glaubt, gegenüber der er sich durch das Verrammeln von Türen und Fenstern zu schützen versucht. Die Stimmen können ihn aber auch direkt aus Wänden und Decken ansprechen. Fast immer treten dabei Wahnideen mit Verfolgungs- und Beziehungsideen auf. Die wirklichen Ereignisse werden mit den in der Sinnestäuschung wahrgenommenen Machenschaften gegenüber den Kranken in Verbindung gebracht. Das beherrschende Gefühl ist dabei Angst, die der lebensbedrohlichen körperlichen Verfassung des Patienten entspricht. So wird ihm angedroht, er werde zu Tode geprügelt und in Stücke zerrissen, oder es werden andere grauenvolle, gräßliche Folterszenen in Aussicht gestellt.

Paranoia

Der chronische Eifersuchtswahn der Alkoholiker ist sehr verbreitet. Er ist verstehbar aus der beeinträchtigten Beziehung zu Partner und Umwelt, aus der bei Alkoholikern oft schon von der Persönlichkeitsentwicklung her gestörten psycho-sexuellen Reifung sowie aus Potenzstörungen bei einer im Rausch gleichzeitig gesteigerten Begehrlichkeit. Es entwickelt sich ein fest gefügtes Wahnsystem, das manchmal auch unter Abstinenz lebenslänglich erhalten bleibt. Die Eifersuchtsideen sind uneinfühlbar und lassen meist jegliche Beziehung zur Wirklichkeit vermissen. Der Kranke vermeint, Spuren von Untreue seines Partners überall zu finden. Der Gruß des Briefträgers bedeutet schon ein Anzeichen für ein heimliches Einvernehmen usw. Wahnkranke Alkoholiker (Paranoide) können ihren Frauen gegenüber im Rausch äußerst gewalttätig werden. Nicht selten ist es dabei schon zu Mord und Totschlag gekommen. Das Erkrankungsalter liegt meist im vierten Lebensjahrzehnt.

Der periodische Trinker

Von einer gewissen praktischen Bedeutung ist noch die sogenannte Dipsomanie, die Quartalstrunksucht (Epsilon-Trinker). In gewissen Zeitabständen auftretende Verstimmungszustände führen zu einem dranghaft süchtigen Verlangen nach Alkohol und zu unkontrolliertem Trinken. Jeder Mensch unterliegt einer zeitlichen Schwankung seiner Arbeits- und Leistungsfähigkeit, seiner Stimmungslage und seiner geistigen Fähigkeiten. Bei bestimmten Menschen schlägt aber das Pendel in gewissen Zeitabständen besonders tief nach unten aus, was oft durch die als Folge eines jahrelangen Alkoholmißbrauchs auftretende Labilität noch verstärkt wird. Die Zeitabstände zwischen den Trinkphasen werden im Laufe der Zeit immer kürzer. Der Quartalstrinker verändert sich zunehmend mehr zum gamma-Alkoholiker. Während der Behandlung müssen es solche Menschen lernen, diese kritischen Zeiten ohne den Gebrauch eines Erleichterungsmittels in dem

Wissen durchzustehen, daß diese Zustände zeitlich begrenzt sind und andererseits die Suchtmittel nur eine kurzfristige Entlastung bringen.

Fehlendes Verständnis

Die alkoholbedingten Geisteskrankheiten sind die letzte Stufe eines völligen Niedergangs von Gesundheit und Persönlichkeit. Zu bemerken ist noch, daß bei Frauen die Phasen nicht so klar abgegrenzt sind wie bei Männern. Der Gesamtverlauf ist bei ihnen meist wesentlich verkürzt. Die angeführten Jellinekschen-Symptome treten in der Regel nicht hintereinander, sondern in Gruppen auf. Außerdem erscheinen sie nicht bei jedem Süchtigen in der gleichen Reihenfolge oder in der gleichen Stärke. Es handelt sich also nur um durchschnittliche Verlaufsformen.

Wir haben nun Entstehung und Verlauf der Alkoholabhängigkeit betrachtet. Erfahrungsgemäß werden diese der Wissenschaft immerhin schon seit rund 25 Jahren bekannten Zusammenhänge in der breiten Öffentlichkeit nur ungenügend zur Kenntnis genommen. Das hat seine Ursache nicht zuletzt darin, daß die verhängnisvolle Rolle der ethisch-moralischen Bewertung des Alkoholikers zu wenig gesehen wird.

Der Durchschnittsbürger hat, von seltenen Ausnahmen abgesehen, dem Alkoholiker gegenüber mehr oder weniger große moralische Vorurteile. Seine Fähigkeit, die Tatsachen nüchtern wahrzunehmen, wird dadurch erheblich beeinträchtigt. Deshalb ist es notwendig, auf die folgende Fragestellung ausführlicher einzugehen.

III. Alkoholismus – Krankheit oder moralisches Versagen?

1. Wir (ver)urteilen rasch!

Wie nachstehend deutlich werden wird, handelt es sich bei der in der Kapitelüberschrift genannten Fragestellung nicht nur um eine Scheinalternative, sondern zugleich um eine praktisch sehr wichtige Frage. Sowohl die Angehörigen von Suchtkranken als auch Menschen, die haupt- oder nebenberuflich mit ihnen zu tun haben, stehen bewußt oder unbewußt immer wieder vor dieser Problematik. Ihre Gefühle vermitteln ihnen dann, ohne daß sie sich darüber Rechenschaft ablegen, »automatisch« eine Antwort. So hat der Durchschnittsbürger angesichts des Alkoholikers – zumal dann, wenn er nicht gelernt hat, seine unreflektierten Gefühlsantworten kritisch zu hinterfragen – den Eindruck, einen haltlosen Versager vor sich zu haben. Das führt bei ihm zu emotionalen Vorbehalten und Blockaden, die dann wieder sein Verhalten beeinflussen. Der sensible Alkoholiker, der ständig an seine Umgebung die unausgesprochene Frage richtet: »Magst du mich auch wirklich?« spürt diese Abwertung. Er wird so nicht motiviert, aus dem unheilvollen Kreislauf des Sich-erniedrigt-und-beschämt-Fühlens und darauf folgendem neuem Trinken herauszukommen. Statt dessen bleibt er in seiner Isolation gefangen und in seiner Resignation stecken mit dem Eindruck: Es hat ja alles doch keinen Zweck. Ich kann tun, was ich will, sie mögen mich nicht. Also muß ich mich selber trösten. Ich habe ein Recht darauf, weiterzutrinken. In vielen Fällen werden solche Mißerfolge von den Helfern des Alkoholikers mitverursacht. Angelastet werden Fehlschläge dieser Art jedoch dem Suchtkranken.

2. Moralisches Versagen?

Auf den ersten Blick gibt es dafür genügend Argumente. All das, was im Zustand der Trunkenheit geschieht, anstößiges oder gar unmoralisches Verhalten, Verstöße gegen gesellschaftliche Gepflogenheiten und gute Sitten, billige Ausreden oder handgreifliche Lügen, aggressives oder unverschämtes Verhalten, Vernachlässigung der Angehörigen, insbesondere der Kinder, und ähnliches – muß sich dem Beobachter angesichts einer solchen Fülle von abweichendem Verhalten nicht zwangsläufig der Eindruck moralischer Verworfenheit aufdrängen? Tatsächlich ist diese Beurteilung naheliegend, doch müssen wir zunächst fragen, ob der Alkoholiker überhaupt in der Lage gewesen wäre, anders zu handeln.

Erleichterungstrinken – die Zeit ohne Schuldgefühle

Wie schon bei der Erörterung der ersten Phase unter dem Stichwort »Heimlicher Beginn« ausgeführt, hat der Alkoholiker zu dieser Zeit die Gefährlichkeit des Erleichterungstrinkens überhaupt nicht erkannt. Es bestand für ihn gar keine Möglichkeit, die Doppelbödigkeit seiner scheinbar so erfolgreichen Selbstbehandlungsmethode körperlicher und seelischer Beschwerden zu bemerken. Als ihm dann die Augen etwas aufgingen, war er schon zu sehr in den Teufelskreis der Abhängigkeit verstrickt, als daß er sich noch aus eigenen Kräften hätte befreien können. Dieser Aspekt, inwieweit ein Beschuldigter die Folgen seiner Handlungen überhaupt abschätzen kann und Einsicht in die Tragweite seines Tuns hat, spielt bei der juristischen Beurteilung der Frage, ob verminderte oder vollständige Unzurechnungsfähigkeit vorliegt, eine bedeutsame Rolle.

Wir müssen es dem Alkoholiker einfach zugestehen, daß er in der 1. und bis zum Ende der 2. Phase keinen Anlaß hat, sich nicht für gesund und normal zu halten. Sein Trinkverhalten bewegt sich – von außen gesehen – völlig im Bereich des üblichen. Sein vermehrtes Leiden gegenüber alltäglichen Schwierigkeiten ist in einer Gesellschaft, deren Unbehagen am Leben ständig wächst, ebenfalls nicht auffällig. Wie sollte, angesichts dieser eindeutigen Tatsachen, ein Schuldvorwurf begründet werden?

Theoretisch wäre es also dem Alkoholiker bis zum Ende der zweiten Phase durchaus möglich, aus einer vorhandenen Einsicht Schlüsse zu ziehen. Doch die Gegebenheiten lassen bei den meisten Abhängigen diese Einsicht gar nicht aufkommen. Es ist jedoch denkbar, daß ein Teil der sogenannten »Spontan-Heilungen« unter ähnlichen Umständen zustande kommt. (Darunter werden Alkoholiker verstanden, die ohne Behandlung zur Abstinenz kamen. Berichte über solche Fälle sind solange wenig aussagekräftig, als keine Angaben darüber vorliegen, ob es sich um süchtige oder nichtsüchtige Alkoholiker handelt.)

Abstinenz ohne Behandlung?

Dazu ein Beispiel: Eine seit zwei Jahren verheiratete Sozialarbeiterin kam zur Beratung mit der Frage, ob sie nicht in eine zwanghafte Gesetzlichkeit verfalle, wenn sie sich, wie von ihrem Mann gewünscht, zu einer dauerhaften Abstinenz entschließe. Als bewußte Christin fühle sie sich freiheitlichen Prinzipien verpflichtet. Im Verlauf des Gesprächs ergab sich, daß der Vater dieser Frau Alkoholiker gewesen war. Sie selbst war sich ihrer Schwierigkeiten erst in Beruf und Ehe bewußt geworden. Bei der Durcharbeitung von Aktenbergen, vor oder nach bestimmten Arbeiten im Haushalt oder auch beim Durchstehen von ehelichen Beziehungskrisen wurde sie von Ängsten und Mutlosigkeit befallen, die sich mit Hilfe von Alkohol ausgezeichnet beheben ließen. Diese Sozialarbeiterin hatte nun im Verlauf von etwa 2 Jahren entdeckt, daß ihr Verlangen ständig wuchs und sie eigentlich keinen Tag mehr ohne Alkohol leben konnte. Zunehmend erlebte sie diesen Zustand als lästige Abhängigkeit. Andererseits erschien ihr der Verzicht auf jeglichen Alkoholkonsum entsprechend der Forderung ihres Mannes als unzumutbarer Zwang, als eine unzulässige Einschränkung ihrer Freiheit.

In einem einzigen Gespräch konnte dieser Frau deutlich gemacht werden, welchen Stellenwert der Alkohol als Tröster und Spannungslöser für ihren Seelenhaushalt gewonnen hatte. Sie lernte dabei die wichtige Aufgabe ins Auge zu fassen, die in der Beziehung zu ihrem Mann bestehenden Schwierigkeiten, vor allem auf der Gefühlsebene, anzugehen und aufzuarbeiten und die Erwartung aufzugeben, durch ihr Christsein müßten sich diese Probleme von selbst lösen. Von diesem Augenblick an wurde für diese junge Frau eine abstinente Lebensweise möglich. Zum Stadium des Selbstkontrollverlusts, das sie fast schon erreicht hatte, kam es erst gar nicht mehr.

Bis heute sind solche günstigen Entwicklungen allerdings seltene Ausnahmeerscheinungen. Die meisten Alkoholiker bekommen in dieser Phase ihrer Krankheitsentwicklung noch nicht die erforderliche Hilfestellung. Ihre Umgebung ist über die Zusammenhänge zu wenig informiert, um die notwendige Aufklärung ohne Vorwurfshaltung und doch konsequent und sachverständig geben zu können. Der Alkoholiker andererseits verfügt noch nicht über die Voraussetzungen, sein Verhalten kritisch hinterfragen zu lassen und sich vertiefter Selbsterkenntnis zu öffnen.

Wer Einsicht besitzt, ohne danach handeln zu können, bleibt straffrei

Für den Juristen ist aber für die Feststellung von Schuld oder Unschuld noch eine weitere Sachlage wichtig. Wie sind Menschen zu beurteilen, bei denen die Einsicht in die Gefährlichkeit oder gar Strafbarkeit ihres Tuns durchaus noch vorhanden war? Auch diese Kategorie von »Tätern« wird durch unsere Gesetzgebung freigesprochen, wenn die Betreffenden aus irgendwelchen Gründen heraus nicht mehr in der Lage waren, ihrer Einsicht entsprechend zu handeln. Und genau das trifft für den Alkoholiker der dritten und vierten Phase zu. Eine mehr oder weniger große Einsicht in die Schädlichkeit seines Trinkverhaltens ist bei ihm jetzt vorhanden; doch die entscheidenden Konsequenzen für sein Handeln kann er in der Regel nur mit fremder Hilfe ziehen.

Kann uns der Gesetzgeber für unsere Persönlichkeitsentwicklung zur Rechenschaft ziehen?

Eine weitere, ebenfalls häufig von Juristen gestellte Frage betrifft den Anteil an der eigenen Persönlichkeitsentwicklung, für die ein Täter verantwortlich gemacht werden kann. Auf den Alkoholiker übertragen heißt das: Hat er vielleicht in irgendeinem Frühstadium fahrlässig oder schuldhaft Weichenstellungen vollzogen, die zu einer so schwierigen Persönlichkeitsentwicklung führten, daß sich daraus fast zwangsläufig die Krankheit Alkoholismus ergab? Ist der Alkoholkranke also verantwortlich zu machen für seine Disposition zur Sucht, für seine süchtige Fehlhaltung? Nun, diese Fragen lassen sich rasch klären. Wie wir heute wissen, entsteht die Disposition zur Abhängigkeit während der ersten sechs Lebensjahre vor allem zwischen dem Betroffenen und seinen nächsten Bezugspersonen. Für diese Altersstufe ein juristisches Verschulden oder moralisches Versagen behaupten zu wollen, wird niemandem im Ernst einfallen.

Überhaupt dürfte es in unserem Kulturkreis kaum einen Menschen geben, der nicht während seiner Kindheit irgendwelche Beeinträchtigungen seiner seelischen Entwicklung erfahren hätte. Deshalb sind Persönlichkeitsreifungsdefizite, die das weitere Leben in gewissen Grenzen programmieren, weit verbreitet. Wer hier Anklage erheben wollte, müßte einen Großteil unserer Bevölkerung vor Gericht stellen.

Verdient ein Alkoholiker Hilfe?

Das die Öffentlichkeit am stärksten bewegende Argument ist aber viel primitiver. Demnach ist der Alkoholiker einfach ein Willensschwächling mit haltloser und labiler Persönlichkeit, der zu Recht nicht voll genommen und verachtet wird. Auch wenn entsprechende Formulierungen fehlen – vielleicht weil sie aus Höflichkeit nicht ausgesprochen werden –, so ist doch aus vielen Verhaltensweisen und aus den dafür gegebenen Begründungen dieser Hintergrund deutlich genug zu erkennen.

Dazu ein Beispiel aus einem Gespräch mit einem leitenden Medizinalbeamten über mögliche Hilfsmaßnahmen für Suchtkranke. Zum Abschluß seiner Ausführungen formulierte mein Gegenüber sein entscheidendes Argument: »Sie werden mir zugeben müssen, daß die Alkoholiker die beschränkten Mittel, über die wir verfügen, nicht in dem Maße verdienen wie die Contergan-Kinder oder Multiple-Sklerose-Kranken, die für ihr Kranksein nichts können.« Hier wird die moralisierende Kausalkette ganz deutlich. Der Alkoholiker hat auf die eine oder andere Weise sein Leiden selbst verschuldet. Er verdient deshalb weniger Hilfe als diejenigen, über die ihr Leiden schicksalhaft hereingebrochen ist.

Es wird höchste Zeit, daß wir dieses »Feindbild« vom Abhängigen als einem minderwertigen Versager, über dem wohlanständige Bürger zu Recht den Stab brechen, abbauen. Wie sich an Tausenden von Beispielen nachweisen läßt, handelt es sich beim Alkoholiker in der Regel schon vor und erst recht nach erfolgreicher Behandlung um einen von Haus aus gutwilligen und liebenswerten Menschen. Es gibt heute schon Firmen, die bevorzugt Alkoholiker einstellen, weil die Personalchefs inzwischen die besonders gute Leistungsmotivation vieler ehemaliger Suchtkranker zur Kenntnis genommen haben. Fleiß, Einsatzbereitschaft und Anhänglichkeit kennzeichnen nicht wenige Alkoholiker. Das ist allerdings für Außenstehende, deren Blick durch moralische Vorurteile und Scheuklappen getrübt ist, nicht ohne weiteres zu erkennen.

Im übrigen müßte die Anwendung des Prinzips, dem Hilfe zu versagen, der sein Leiden selbst verschuldet hat, konsequenterweise doch auch auf den Raucher, den Übergewichtigen oder auf den Infarkt-Patienten angewendet werden, der durch Bewegungsmangel und Arbeitssucht wesentlichen Anteil an der Entstehung seines Leidens hat.

Warum wird ausgerechnet der Suchtkranke, der, ohne sich über seine Handlungsweise und ihre Folgen klar zu sein, in eine Abhängigkeit hineingeschlittert ist, in besonderer Weise belastet? Hat das vielleicht mit den halbbewußten Schuldgefühlen zu tun, die der Mensch unserer Tage in Anbetracht seines eigenen

Umgangs mit alkoholischen Getränken empfindet? Spielt hier seine Neigung eine Rolle, sich bei jedem gesellschaftlichen Anlaß durch Alkoholika gehobene Stimmung und sogenannte Lebensfreude zu verschaffen?

Vom eigenen Anteil des Alkoholkranken an seiner Suchtentwicklung werden wir gleich sprechen müssen. Dieser zweifellos gegebene Anteil ist aber als Begründung für moralische Vorbehalte oder gar für eine Verweigerung von Hilfeleistungen ungeeignet.

3. Alkoholismus ist Krankheit

Diese von vielen Zeitgenossen immer noch ungläubig belächelte Feststellung läßt sich an drei juristisch-medizinisch faßbaren Sachverhalten nachweisen.

a) Am eindeutigsten ist die Krankheit Alkoholismus erkennbar an den sogenannten Intoxikationsfolgen, das heißt an den Vergiftungsschäden, die der Alkohol an Leber, Magen und am zentralen oder peripheren Nervensystem verursacht. Hier bedarf es keines weiteren Beweises, daß ein krankhafter, von der Norm abweichender Zustand vorliegt.

b) Ein solcher regelwidriger Zustand liegt aber auch eindeutig bei dem vor, der vom Selbstkontrollverlust oder von der Unfähigkeit zu abstinieren betroffen ist. Bestimmte Brems- und Steuerungsvorgänge gegenüber dem Suchtmittel sind nicht mehr möglich, und durch eine Behandlung kann dieses Steuerungsvermögen auch nicht zurückgewonnen werden. Das Bundessozialgericht hat durch sein Grundsatzurteil im Jahre 1968 bestätigt, daß aus diesem Grund eine Krankheit im Sinne der Reichsversicherungsordnung vorliegt.

c) Etwas schwieriger wird die Anwendung des Krankheitsbegriffs auf die süchtige Fehlhaltung oder Primärerkrankung, die wir heute als Disposition für eine Suchterkrankung ansehen.

Biologische Ursachen

Schon zu Beginn der wissenschaftlichen Diskussion über das Problem Alkoholismus wurde die Frage erörtert, ob süchtiges Verhalten vererbt wird. Die neue Forschung hat nun Hinweise gefunden, die für das Vorhandensein einer »genetischen Disposition« sprechen. Mit anderen Worten heißt das, daß manche Menschen aus biologischen Ursachen heraus für süchtige Verhaltensweisen anfälliger sein können als andere.

Im einzelnen kommt dafür in Frage:

- Unterschiedliches Tempo des Abbaus von Alkohol zu Acetaldehyd in der Leber
  Menschen mit verlangsamter Abbaugeschwindigkeit kommen bei gleicher Trinkmenge zu einem höheren Alkoholspiegel, das heißt es ergibt sich bei ihnen eine intensivere pharmakologische Wirkung im Gehirn.

- Enzymbedingte Verlangsamung des Alkohol-Abbautempos, was sich als angeborene Alkoholismus-Resistenz auswirkt
  Alkohol wird im Körper durch Enzyme (Fermente), normalerweise durch das Isoenzym I abgebaut. Bei manchen Menschen, häufig bei Orientalen, fehlt dieses Enzym; andere, aber langsamer arbeitende Enzyme treten an seine Stelle. So kommt es vorübergehend zu einer höheren Konzentration von Acetaldehyd (das die erste Abbaustufe darstellt) und dadurch zu toxischen Wirkungen. Eine leichte Vergiftung führt zu Kopfschmerz, Übelkeit, Benommenheit. So wird den Betroffenen ein Zu-viel-Trinken verleidet. Unter Menschen, denen das Isoenzym I fehlt, finden sich kaum Alkoholiker.

– Acetaldehyd-Anpassungsreaktion

Wird dagegen der Acetaldehydspiegel nach Alkoholkonsum nur geringfügig erhöht – was bei vielen Alkoholikern nach einer Anpassungsphase von etwa vier Wochen der Fall ist –, so wird dadurch die Bildung von körpereigenen Opiatvorläufern begünstigt. Das führt zu einem euphorischen Zustand mit gesteigertem Wohlbefinden, gleichzeitig steigt das Verlangen nach Alkohol an. Der chronisch leicht erhöhte Acetaldehydspiegel stellt damit eine Suchtdisposition dar.

– Das Befindlichkeits-Regulationssystem im Zentralnervensystem

Dopamin

Alkohol kommt im Gehirn unter anderem mit Hilfe des Überträgerstoffs (Transmitter) Dopamin – der für die Übertragung von Gefühlen zuständig ist – zur Wirkung. Vieles spricht dafür, daß Alkoholkranke ein angeborenes oder durch ihre Sucht erworbenes Defizit in diesem Regelsystem haben, das die Aufgabe hat, das persönliche Wohlbefinden zu steuern.

Normalerweise behindert Alkoholkonsum die Freisetzung von Dopamin. Es gibt jedoch Menschen, bei denen es nach dem Trinken von Alkohol zu einem Anstieg des Dopaminspiegels kommt, was eine lustvoll getönte Veränderung im Gefühlsbereich und somit Suchtdisposition zur Folge hat.

Beta-Endorphin

Ein weiteres körpereigenes, für Belohnungsübertragungen zuständiges Opiat ist das Beta-Endorphin. Wie hoch die individuelle Menge der Endorphinproduktion ist, wird durch Vererbung festgelegt. Wer weniger Endorphin produziert und deshalb einen niedrigeren Endorphinspiegel aufweist, neigt zu vermehrtem Alkoholkonsum im Gegensatz zu den Menschen, bei denen ein hoher Endorphinspiegel festzustellen ist.

Von daher gibt es zwei Möglichkeiten für eine Disposition zum Alkoholismus: Menschen mit angeborenem Endorphindefizit sind primär suchtgefährdet. Nach einer italienischen Studie wiesen die dort untersuchten Alkoholiker nur ein Drittel der Normalmenge an Beta-Endorphinen auf.

Darüber hinaus gibt es aber auch Persönlichkeiten, die mit einem normalen Endorphinspiegel zur Welt kommen, aber während der voralkoholischen und Prodromalphase ein Endorphindefizit im Sinne einer Anpassungsreaktion des Körpers entwikkeln. Damit ist dann eine sekundäre Suchtgefährdung gegeben.

– Schlußfolgerungen

Diese neueren wissenschaftlichen Erkenntnisse, die noch viele Fragen offenlassen, machen immerhin zweifelsfrei deutlich, daß es vererbte Abhängigkeit nicht gibt, wohl aber eine Disposition dazu. Sie kann in einer verstärkten Niedergeschlagenheit und Reizbarkeit einerseits und in vermehrter Anssprechbarkeit auf zentralwirksame, psychotrope Substanzen andererseits bestehen. Der entsprechend Disponierte hat mehr vom Suchtmittel, sein Wohlbefinden wird durch Alkohol, Nikotin, Drogen usw. in besonderem Maß gesteigert. Streß, Ängste und Schmerzen werden intensiver abgebaut.

Wer anlagemäßig zu solchen Erleichterungserfahrungen neigt, kann sich also nicht darauf berufen, er sei ein »geborener Alkoholiker«. Statt dessen ist er herausgefordert, seine inneren Befindlichkeiten, seine seelische Verfassung gänzlich ohne Suchtmittel bewältigen zu lernen und zu stabilisieren. Das kann durch Reifung seiner Gefühle und seiner gesamten Persönlichkeit geschehen, was sich insbesondere in einer verbesserten Beziehungsfähigkeit auswirkt. C. G. Jung weist mit seiner berühmten Definition des Alkoholismus (»Alkoholismus ist auf niederer Stufe das Äquivalent für den spirituellen Durst des menschlichen Wesens nach Ganzheit oder anders ausgedrückt für den Durst nach Gott«) auf den Zusammenhang hin, der zwischen der Gesamtverfassung eines Menschen und seiner Beziehung zum Schöpfer aller Dinge besteht. Augustinus hat diesen Sachverhalt so ausgedrückt: »Unser Herz ist unruhig in uns, bis es Ruhe in Gott gefunden hat.« Nicht trotzige Resignation oder Selbstmitleid bewahren vor der süchtigen Selbstzerstörung, sondern das mutige Ins-Auge-Fassen auch der unangenehmen Realitäten, vertiefte Selbsterkenntnis und geduldiges Einüben der Lebensbewältigung auf neuen Wegen.

Seelische Ursachen

Aus psychotherapeutischer Sicht handelt es sich bei dem zur Entwicklung einer Abhängigkeit Disponierten um eine ichschwache Persönlichkeit mit erheblichen Reifungsdefiziten, insbesondere hinsichtlich der sogenannten Ich-Funktionen. Dieser Mangel an Persönlichkeitsreifung wirkt sich besonders bei der Lust-Unlust-Steuerung aus. Der Betroffene ist den Frustrationen des Lebens und seinen inneren Befindlichkeiten wie Langeweile, Depression und Angst hilflos ausgeliefert. Die Grenzen zur Krankheit sind hier sicher fließend. Doch unbestritten ist die Art und Weise, wie diese Symptome entstanden sind. Die Vorgeneration hat – selbstverständlich unbewußt – ihre ungelösten Probleme einfach ihren Kindern weitergegeben. Außerdem gehören die Gehemmtheiten, die zu einer Suchtdisposition führen, in der Regel zu dem Symptomkatalog, auf den sich der Anwendungsbereich psychotherapeutischer Maßnahmen bezieht. Zusammenfassend können wir die einer Abhängigkeitsentwicklung vorausgehende Fehlhaltung als eine durch die Gesamtverfassung der Persönlichkeit bedingte, eingeschränkte Lebenstauglichkeit bezeichnen. Sie legt dem Betroffenen den Gebrauch einer »chemischen Krücke« nahe.

Wer krank sein kann, wird gesund

Was nun die praktische Seite des Problems angeht, so hat im Gespräch mit Alkoholikern die Verwendung des Krankheitsbegriffs eine kaum zu überschätzende Bedeutung. Von Krankheit ist immer dann zu reden, wenn ein Alkoholiker dazu ermutigt werden soll, sich nicht länger selbst zu belügen, sondern sich eindeutig und klar zu seiner Abhängigkeit zu stellen. Als »Kranker« kann er die moralische Ebene verlassen, die er ebensosehr auf Grund seiner eigenen Bedürfnisse nötig hatte, wie seine Umwelt ihrer bedurfte. Das Etikett »amoralischer Gesellschaftsschädling« brachte dem Alkoholiker, auch wenn er sich selbst darüber nicht klar war, eine Teillösung seiner Selbstbestrafungsbedürfnisse. Die Umwelt dagegen erwarb sich mit seiner moralischen Ächtung ein bequemes Ruhekissen, das ihr eine Hinterfragung ihrer eigenen Verhaltensweisen ersparte. Als »Kranker« kann ein Alkoholiker seine Suchtentwicklung relativ wertneutral sehen lernen. Das verschafft ihm Hoffnung und läßt ihn den Weg zum Neuanfang erkennen. Jetzt wird ihm eine Überwindung von Selbstwertkrisen und Resignation möglich, die ihm bisher eine aktive Beteiligung an seinem Gesundungsprozeß verwehrten.

Die Verwendung des Begriffs Krankheit beinhaltet für den Alkoholiker allerdings auch Gefahren. Sie kann bei ihm zum Gefühl eines schicksalhaften Festgelegtwordenseins führen, durch das sein Selbstmitleid und seine Passivität verstärkt werden. Seine Zuständigkeit für seine Gesundung schiebt er dann auf die Angehörigen oder auf Ärzte und hauptberufliche Helfer ab, während in Wirklichkeit der Patient nur in dem Maße gesund werden kann, wie er an sich selbst zu arbeiten bereit ist.

Gibt es bessere Alternativen?

Aus der Definition des Alkoholismus als Krankheit könnte freilich auch das Mißverständnis entstehen, jegliche Form eines Mitverschuldens des Alkoholikers sei von vornherein ausgeschlossen. Doch diese Betrachtungsweise ist zu einfach und zu wenig differenziert. Dazu ein Beispiel: Die Ehefrau eines ehemaligen Patienten unseres Hauses teilte uns mit, ihr Mann sei schwer rückfällig. Er arbeite schon längere Zeit nicht mehr, sondern bediene sich mit Hilfe gefälschter Unterschriften ihres Bankkontos; er bedrohe sie täglich, und er habe sie auch schon schwer verletzt. Zur Begründung seines Verhaltens führe er lediglich an, er sei doch krank. Das habe er auf dem Ringgenhof gelernt. Ein Alkoholkranker sei eben so, seine Umgebung müsse sich damit zufrieden geben. Hier wird deutlich, wie ohne verantwortliches

Ausschöpfen der eigenen Möglichkeiten der Begriff Krankheit zur billigen Ausrede werden kann. So bequem solch ein Alibi vordergründig sein mag, so spricht sich der Betroffene damit doch selbst sein Todesurteil. Er erklärt die Ursachen für sein Handeln als außerhalb seiner eigenen Möglichkeiten liegend. Deshalb bleibt ihm, wenn er an seinen Ausreden festhält, nichts anderes übrig, als sich der Selbstzerstörung gänzlich auszuliefern.

Logisch Widersprüchliches kann sich zur Wahrheit ergänzen

Gibt es eine andere Alternative als die von Krankheit und moralischem Versagen, das heißt eine Lösung, bei der der Suchtkranke weder einseitig moralisch verurteilt noch aus seiner Verantwortlichkeit entlassen wird? Das wäre nur möglich, wenn es gelingen würde, Widersprüchliches zu vereinen und Gegensätzliches nebeneinander bestehen zu lassen. Genau das ermöglicht uns im Bereich der Naturwissenschaften die komplementäre Logik, die in einigen Anwendungsbereichen die aristotelische Logik, das heißt das widerspruchsfreie System von Aussagen, abgelöst hat. Für viele Phänomene, zum Beispiel für die Beschaffenheit des Lichts, gewinnen wir dadurch neue Verständnismöglichkeiten. Die Anwendung der Einsichten, die sich aus dem Gesetz der komplementären Logik ergeben, ermöglicht auch auf dem psychologischen Arbeitsfeld neue Lösungen. Im Persönlichkeitsbereich können jetzt widersprüchliche Aussagen nebeneinander bestehen bleiben: Der Alkoholiker ist krank und zugleich mitbeteiligt an dem Geschehenen. Er ist schon in seiner Kindheit auf ein bestimmtes Erleben und Verhalten festgelegt worden, und doch kann er sich der Verantwortung für sein eigenes Gewordensein nicht entziehen. Er hat vielleicht ein schweres Lebensschicksal zu tragen, trotzdem kann er sich nicht von vielfältigem eigenem Versagen freisprechen.

In der Transaktionsanalyse[9], einem modernen psychotherapeutischen Verfahren, werden diese Einsichten noch präzisiert, wenn gegenüber dem Patienten formuliert wird: Du hast dich schon in deiner Kindheit aus verstehbaren Gründen gegen eine gereifte

Lösung entschieden. Du warst nicht bereit, das Risiko einer Bedrohung deiner kindlichen Existenz auf dich zu nehmen. Sie hätte sich ergeben, wenn du dich gegenüber deinen frühkindlichen Beziehungspersonen mehr verselbständigt, unabhängiger gemacht hättest. Du hast dich für den bequemeren Weg der Anpassung entschieden, auch wenn du dir darüber gar nicht klar warst. Aber *du* hast dich so entschieden. Und erst, wenn du dich dazu stellst und diese Tatsache akzeptierst, hast du neue Möglichkeiten. Du kannst dich für eine bessere Lösung entscheiden, anstatt in deinem Selbstmitleid und in den Anklagen gegen deine Umwelt stecken zu bleiben.

Auf diese Weise wird es möglich, die Erkenntnis stehen zu lassen, wonach sich Suchtentwicklung nie ohne Mitverschulden der Beteiligten ergibt. Und auch dem Suchtkranken brauchen seine eigenen Erlebnisinhalte nicht wegdiskutiert zu werden: die drückende Schuld, die ihn im Rückblick auf seine Vergangenheit belastet. Sie braucht nicht verdrängt oder als neurotisches Schuldgefühl verniedlicht zu werden, so sehr es letzteres gibt. Neurotische Schuldgefühle lassen sich im Gespräch mit einem Therapeuten angehen. Das kann dem Suchtkranken wesentliche Entlastung bringen. Eine ungleich tiefere Befreiung erlebt er jedoch, wenn er sich endlich zu seiner Schuld stellt, um dann von den Möglichkeiten Gebrauch zu machen, die zu einer Lösung des Problems im eigentlichen Sinne des Wortes führen.

Krankheit mit Eigenbeteiligung

Der Alkoholiker ist weder ein Trunkenbold noch ein moralischer Versager, aber auch kein armes, krankes Unschuldslämmchen, das seine Weste mit Hilfe von Ausreden und Schuldprojektionen ständig reinwaschen könnte. Der Alkoholiker kann, sofern er sich keine besonders groben Verstöße zuschulden kommen ließ, weder in moralischer noch juristischer Hinsicht als in außerordentlichem Maß schuldig erklärt werden. Auf jeden Fall ist er nicht schuldiger als viele andere der sogenannten Normalbürger auch. Und doch war er entscheidend an dem, was in der Vergangenheit geschah, beteiligt. Er hat, wie in der Regel seine Angehörigen auch, die Entwicklung zur Sucht mitverursacht. Freilich, klar war er sich darüber nicht.

Er ist in die Abhängigkeit hineingeschlittert, ohne das gewußt und gewollt zu haben. Und trotzdem kann er sich der Verantwortung für diese Entwicklung nicht entziehen, insbesondere hinsichtlich der Folgen und erst recht im Blick auf die notwendigen Änderungen. Das allerdings in Grenzen, die individuell sehr verschieden sind.

Der Alkoholiker ist zwar krank und Zwängen unterworfen. Gegenüber der Eigendynamik des Suchtgeschehens hat er nur wenige Möglichkeiten. Er kann seine Willensvorsätze im Blick auf ein kontrolliertes Trinken nicht mehr realisieren. Dagegen ist er durchaus in der Lage, gegen diese Zustände etwas zu unternehmen. Er kann sich auf den Weg begeben, der ihn zur Abstinenz führt. Ein derartiger Entschluß wird ihn freilich zunächst zur Erkenntnis und zum Eingeständnis seiner Hilflosigkeit führen. Das läßt sich an den 12 Schritten der AA sehr eindeutig zeigen. Doch bei solch schmerzlichen Erkenntnissen beginnt der Weg in die Freiheit.

Die Charakterstruktur eines Menschen prägt sein Erleben, das seinerseits wieder entsprechende Reaktionen, Handlungsschablonen und Zwänge zur Folge hat. So sehr diese Vorgänge zunächst wenig bewußt und der Einsicht des Betroffenen verborgen sind, so sehr kann sich der Betreffende andererseits der Rückmeldung, dem »Feedback« seiner Umwelt öffnen, ganz gleich, ob es sich dabei um die »Sprache« der alltäglichen Ereignisse oder um das direkte Angesprochenwerden durch seine Angehörigen handelt. Er braucht nicht mehr bei den wortreichen Erklärungsversuchen und bei den Hinweisen auf die Fehler der Großmutter stehenzubleiben. Auch die Oma tat nur ihr Bestes. So kann der Alkoholiker frei werden, sich auf die Wirklichkeit des Lebens einzurichten und das Beste daraus zu machen. Er kann seine Schwachstellen erkennen und sehen lernen, warum er den Anforderungen aus der Umwelt bisher nur mit vorprogrammierten und deshalb vielfach im Mißerfolg endenden Antworten begegnete. Damit gewinnt er Schritt für Schritt neue Einsichten, die ihm ein Training neuer

Verhaltensweisen ermöglichen. So wird für den Alkoholiker ein eigener Beitrag zu seiner Gesundung leistbar. Dabei kann er sich selbst und seine Umwelt ganz neu zur Kenntnis nehmen. Auch die Familie des Alkoholikers verfügt dann über neue Möglichkeiten. Sie kann ihm die benötigte Hilfe zur Selbsthilfe zukommen lassen und dabei interessante und zukunftsträchtige Einsichten in die »Spiele« bekommen, die bisher zwischen dem Patienten und seinen Angehörigen hin und her gingen.

Jedem das Seine

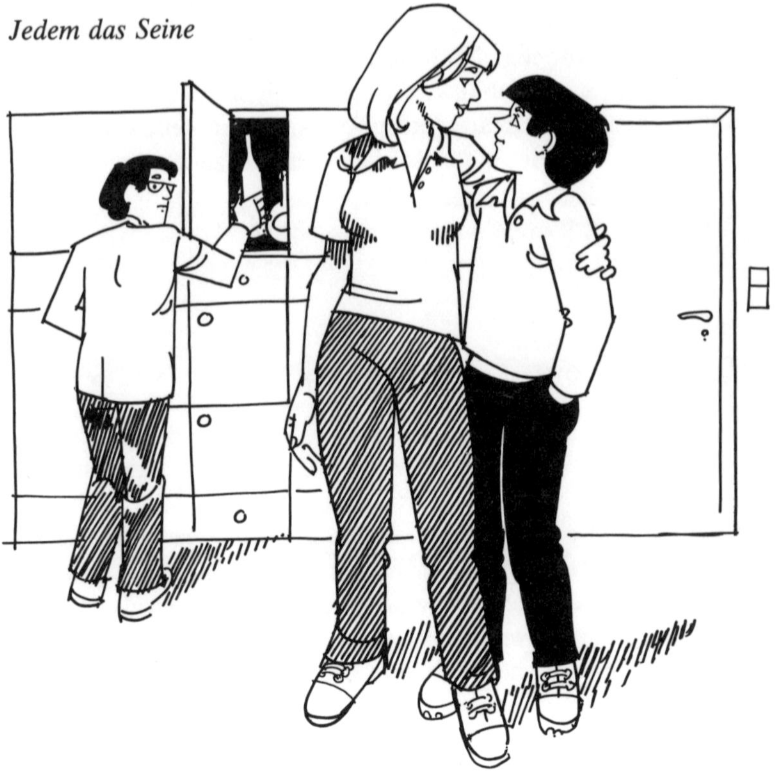

Während der Alkoholiker seine Gefühle immer mehr auf seine geliebte Flasche konzentriert, liegt es nahe, daß eines der Kinder zum Gefühls-Ersatzpartner für die enttäuschte Ehefrau wird. In vielen Fällen wird so auch der Sohn auf Lebensuntüchtigkeit und spätere Abhängigkeit programmiert.

IV. Von den Heilungsmöglichkeiten der Krankheit Alkoholismus

Im Rahmen dieser Schrift, die sich entsprechend dem Titel »alkoholkrank?« im wesentlichen auf diagnostische Aspekte beschränkt, können die Möglichkeiten einer Behandlung der Abhängigkeit nicht umfassend dargestellt werden. Das muß in anderem Zusammenhang geschehen. An dieser Stelle kann es sich nur darum handeln, die möglichen Hilfen anzudeuten.

1. Zum Begriff der Heilung

Eine Heilung des Alkoholikers im Sinne einer Restitutio ad integrum, das heißt eine Rückkehr zu der relativ gesunden Verfassung vor der 1. Phase, in der kontrolliertes Trinken noch möglich war, gibt es nicht. Aus dieser Erkenntnis heraus sprechen die Anonymen Alkoholiker einen Suchtkranken noch als Alkoholiker an, der schon seit vielen Jahren abstinent lebt. Und tatsächlich bleibt der Alkoholiker alkoholkrank in dem Sinne, daß er nie wieder Alkohol vertragen kann. Eine unabdingbare Voraussetzung für ein künftiges gesundes Leben ist für ihn deshalb die totale Abstinenz. Die Vermeidung des Alkoholgenusses zu jeder Zeit und in jeder Form bedeutet für ihn, medizinisch gesprochen, die Einhaltung einer strengen, lebenslangen Diät.

Der Suchtkranke muß also dazu ja sagen, daß in ihm eine irreversible Schädigung abgelaufen ist. Nur wenn er sich klar und eindeutig, ohne sich Hintertürchen offen zu lassen, darauf einstellt, gewinnt er durch diesen Verzicht eine neue Art von Freiheit, erschließt sich ihm ein neuer Lebensraum mit besonderen Qualitäten. Die äußeren Umstände sind vielleicht im wesentlichen gleich geblieben. Und trotzdem sieht er sehr viel mehr Möglichkeiten, seine inneren und äußeren Schwierigkeiten zu meistern als bisher. Dabei wird er dann erkennen, daß ihm im Grunde genommen kein anderes Schicksal widerfährt als das, was Millionen von Menschen in dieser Welt ständig auf sich nehmen müssen. Zur Realität dieses Lebens gehört die Notwendigkeit, sich auf körperliche, seelische und soziale Folgen von anlagemäßig gegebenen und durch die Umwelt bedingten Leiden, auf Krankheiten, Unfallschäden oder andere widrige Verhältnisse einzustellen. Das kann im Einzelfall recht schwer sein. Vielen Alkoholikern steht dabei ihr Selbstmitleid im Wege. Das mit dem Abstinenzgebot gegebene »Nie wieder« irritiert sie tief. Sie erleben sich als amputierte Menschen, die nie wieder vollwertige Mitglieder einer Gesellschaft von »Normalen« sein können. Dadurch kann ein Minderwertigkeitsgefühl verursacht werden, das noch Jahre nach einer erfolgreichen Behandlung zum Rückfall führt. Daran wird deutlich, welchen emotionalen Stellenwert das Suchtmittel für den Betroffenen immer noch hat. Er will sich nicht eingestehen, daß der Abschied von der »Geliebten« unwiderruflich sein muß, wenn nicht alles Erreichte wieder aufs Spiel gesetzt werden soll. Und er unterliegt einfach einer Gefühlstäuschung, wenn er sich als das allerärmste und bedauernswerteste Geschöpf dieser Erde vorkommt, weil er die goldenen Stunden mit seiner Flasche, die ihm seine Erinnerung einseitig vorgaukelt, nie wieder erleben darf. Gegenüber solch gefährlichen Einbildungen hilft nur, sich klar auf den Boden der Tatsachen zu stellen und sich einzugestehen, daß nichts und niemand das eigene Leben und das der Angehörigen so nachhaltig zerstört und unendlich viele positive Entwicklungen verhindert hat, wie der Betrüger Alkohol.

Alle Menschen müssen sich im Laufe ihres Lebens immer wieder neu auf die Realität einstellen, in der sie sich vorfinden. Einem Beinamputierten sind bestimmte Sportarten in Zukunft verschlossen. Ein Magenresezierter muß die Speisekarte seines

Stammlokals kritischer prüfen als bisher. Ein Diabetiker wird sich auf andere Genüsse konzentrieren als auf Bonbons und Torten. Je schneller und konsequenter sich ein Alkoholiker auf die Tatsachen einstellt, um so mehr wird er merken, daß der Verzicht, zu dem er sich entschlossen hat, ihn nicht ärmer, sondern reicher macht. Sein Leben gewinnt Weite und neue Dimensionen, wenn er nicht mehr ständig nach hinten auf das Vergangene starrt und damit dem Gestern verhaftet bleibt. Im Blick nach vorne, in der Verwirklichung bisher unausgeschöpfter Möglichkeiten liegt für ihn das Heil. Aus dem konsequenten Ins-Auge-Fassen neuer Zielsetzungen erwachsen Hoffnung und Zuversicht und entfalten sich die Kräfte, die bisher durch die Flasche gebunden waren oder unnütz vergeudet wurden.

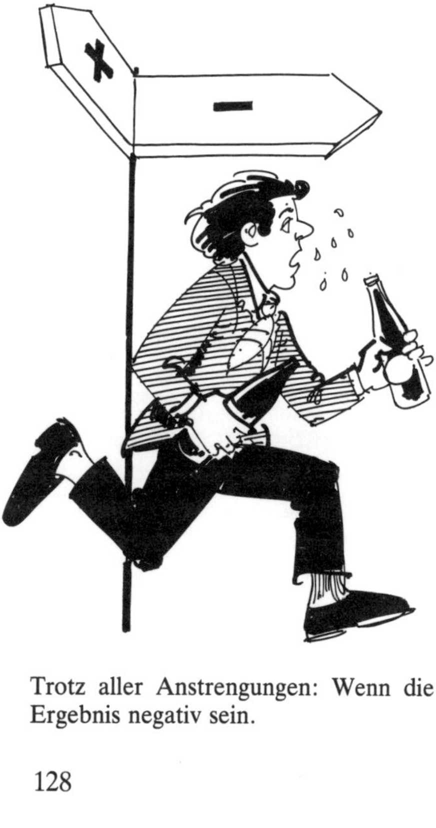

Der Fortschritt liegt häufig in der Umkehr

Trotz aller Anstrengungen: Wenn die Richtung falsch ist, muß das Ergebnis negativ sein.

2. Heilung ist ohne den Betroffenen nicht möglich

Der Wille zur Heilung ist gleichzusetzen mit der Bereitschaft, sich schmerzlichen neuen Entwicklungsprozessen zu unterziehen. In der Suchtmittelabhängigkeit zu leben, ist identisch mit der Verweigerung von Persönlichkeitsreifung. Die mit der Reifung unausweichlich verbundenen Schmerzen wurden von dem kleinen Jungen, der die unreifen Anteile der Persönlichkeit verkörpert, gefürchtet. Reifung hätte den Verzicht auf den Anspruch bedeutet, einen idealen Ehepartner und vollkommene Eltern zu haben. Das Aufgeben dieser kindlich-naiven Anspruchshaltung wäre mit der Übernahme von Trauerarbeit verbunden gewesen. Denn Bereitschaft zum seelischen Gesundwerden bedeutet immer neu ein Annehmen der Dunkelheiten und Leiden des Lebens, bedingt ein Ja zu den Frustrationen und Unvollkommenheiten des Alltags. Vor der mit neuen Lebensqualitäten und größerer Freiheit verbundenen Heilung liegt also das Ertragen und Durchstehen schwieriger Zustände.

Solange ein Alkoholiker davor ausweichen will, wird er bewußt oder unbewußt an sein Suchtmittel gebunden bleiben. Abstinenz wird er nur zwanghaft und in Unzufriedenheit leben können. Anstatt an seinem Ausgeliefertsein an das Suchtmittel zu leiden, stellt die Flasche für ihn nach wie vor den höchsten Daseinswert dar. Deshalb wird er immer wieder in Gedanken mit der »Geliebten« spielen oder gar sich an »Trockenen Rückfällen« erfreuen, statt die Brücken hinter sich abzubrechen. Dieses unfruchtbare und vielfach tödliche »Jein-Sagen« läßt sich an einem Beispiel aus unserer Nikotinentzugsbehandlung* aufzeigen. Starke Raucher werden erfahrungsgemäß mit dem Doppelentzug von Nikotin und Alkohol spielend fertig, während angeblich »mäßige Raucher«, die ihren Tageskonsum von 15–20 Zigaretten für ungefährlich halten, den Verzicht auf ihren »Lutscher« nicht durchstehen zu

* In den Fachkrankenhäusern Ringgenhof und Höchsten wird begleitend auch Nikotinabhängigkeit mitbehandelt

können meinen. Trotz ihrer Willenserklärung sind sie zu Nikotinabstinenz im Grunde gar nicht motiviert.

Manchem Psychotherapeuten gilt der Appell an den Willen als fragwürdig. Dem Süchtigen muß aber früher oder später nachdrücklich die Frage gestellt werden: »Was möchtest Du? Willst Du gesund werden?« Kann er diese Frage ehrlich bejahen, so ist damit der Weg für ihn frei zu einer neuen, vertieften Sicht seiner Gesamtsituation. Dieser Prozeß läßt sich in mehrere Stufen unterteilen.

3. Einsichtsstufen auf dem Weg zur Heilung

a) »Ich (der Alkoholiker) gebe zu, daß ich ein Problem mit dem Alkohol habe. Bei mir stimmt etwas nicht. Für mich ist Alkohol mehr als nur ein Getränk.«
b) »Ich verfüge nicht über mich selbst, sondern der Alkohol verfügt über mich. Ich muß zugeben, der Alkohol ist stärker als ich.«
c) »Ich werde mit dem Problem selbst nicht fertig, ich brauche Hilfe von außen.«
d) »Ich bin Alkoholiker, das heißt ich muß mich der Tatsache stellen, daß ich nie wieder mäßig Alkohol trinken kann.«
e) »Ich bin bereit, mich von der ›Geliebten‹ zu trennen. Ich muß von ihr los, koste es mich, was es wolle. Sie wird mich und die Meinen sonst zugrunde richten.«
f) »Wer war, wer bin ich, daß ich Alkoholiker werden konnte?«
g) »Ich beginne, den hilflosen, kleinen Jungen beziehungsweise das unsichere, ängstliche kleine Mädchen in mir zu erkennen, der oder das auf die Selbsttäuschung des Erleichterungstrinkens hereinfiel. Ich sehe, welche Schein-Lebens- und Schein-Problembewältigung sich daraus ergab. Ich möchte die Ursachen meiner beschränkten Lebenstauglichkeit, vor allem die

Spielchen, Ausweichmanöver, Widerstände und Schwächen des unreifen Kindes in mir kennenlernen, um sie angehen und neue Verhaltensweisen trainieren zu können.«

h) »Ich gestehe zu, daß für meine Reifung vor allem ich selbst zuständig bin. Statt weiterhin die Umwelt anzuklagen, will ich Stück für Stück meine Erkenntnisse in praktisches Handeln umsetzen und neue Lebensweisen einüben. Das wird mir zunächst Mühe machen, und ich werde Niederlagen einstecken müssen. Deshalb wappne ich mich mit Geduld, mit mir selbst und im Blick auf die anderen. Ich bin mir darüber klar, daß diese Prozesse lange Zeiträume in Anspruch nehmen werden.«

4. Wege zur Heilung

a) Die isolierte Selbsthilfe

Ganz aus sich heraus wird ein Alkoholiker nur in seltenen Ausnahmefällen den Weg in die Freiheit finden können. Auch Münchhausen konnte sich nicht selbst am Schopf aus dem Sumpf ziehen. Bei Alkoholikern, die allein auf äußeren Druck hin oder nur durch unangenehme Folgen ihres Trinkens zur Abstinenz veranlaßt wurden, liegt die Gefahr einer Suchtverlagerung sehr nahe. Eine Abstinenz, die nicht von einem Persönlichkeitsreifungsprozeß unterbaut ist, führt sehr leicht zur unzufriedenen Nüchternheit, die – wie die Erfahrung lehrt – auf die Dauer nicht durchgehalten werden kann. Entweder folgt der Rückfall, oder es werden über eine tiefere Selbsterkenntnis neue Reifungsschritte möglich. Solche Hilfestellung, die die Ursachen der inneren Unzufriedenheit und Unruhe aufdeckt, bringt beispielsweise der Anschluß an eine Selbsthilfegruppe oder der Kontakt mit einer Beratungsstelle, vielleicht auch eine lebendige Jugendgruppe, sofern dort neue Kräfte und Einsichten vermittelt werden.

b) Der Weg in die Selbsthilfegruppe

Selbsthilfegruppen (zum Beispiel Begegnungsgruppen des Blauen Kreuzes, Freundeskreise, Anonyme Alkoholiker, Kreuzbund, Guttempler) finden sich heute an sehr vielen Orten des Bundesgebiets und der Schweiz. Es dürfte nur noch wenige Städte oder Dörfer geben, von denen aus eine Selbsthilfegruppe nicht erreicht werden kann. In der Selbsthilfegruppe findet der Alkoholiker Gleichbetroffene, die ihm aus eigener Erfahrung den Weg in die

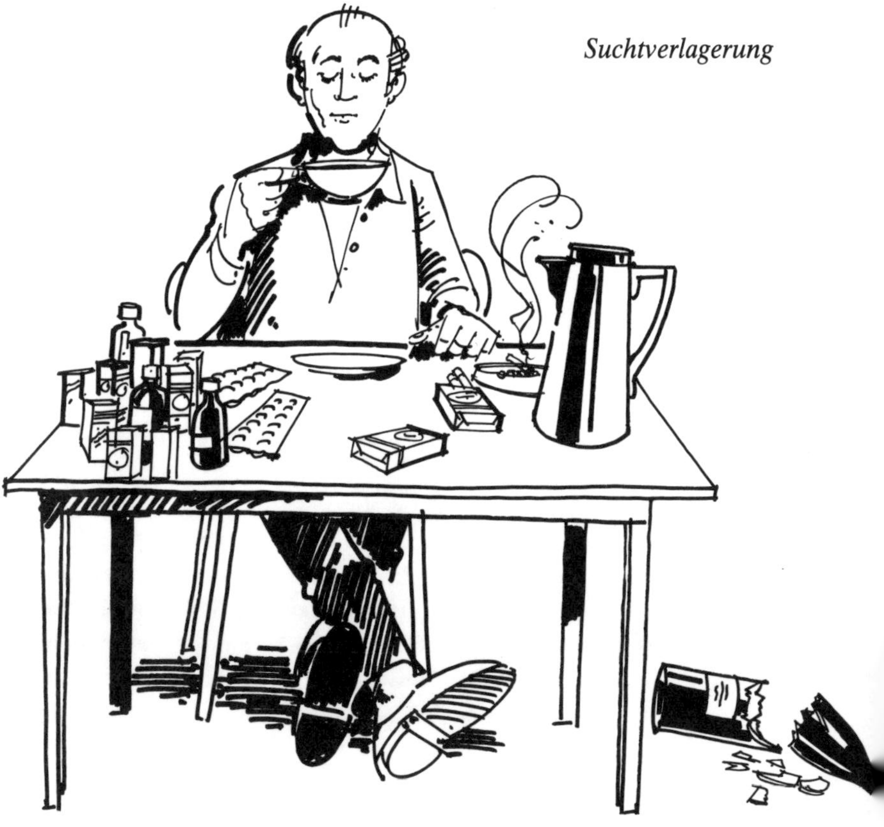

Suchtverlagerung

Unzufriedene Nüchternheit bedeutet: Die Summe aller Laster bleibt gleich.

Passivität,
Hilflosigkeit und Selbstmitleid
bedingen sich gegenseitig

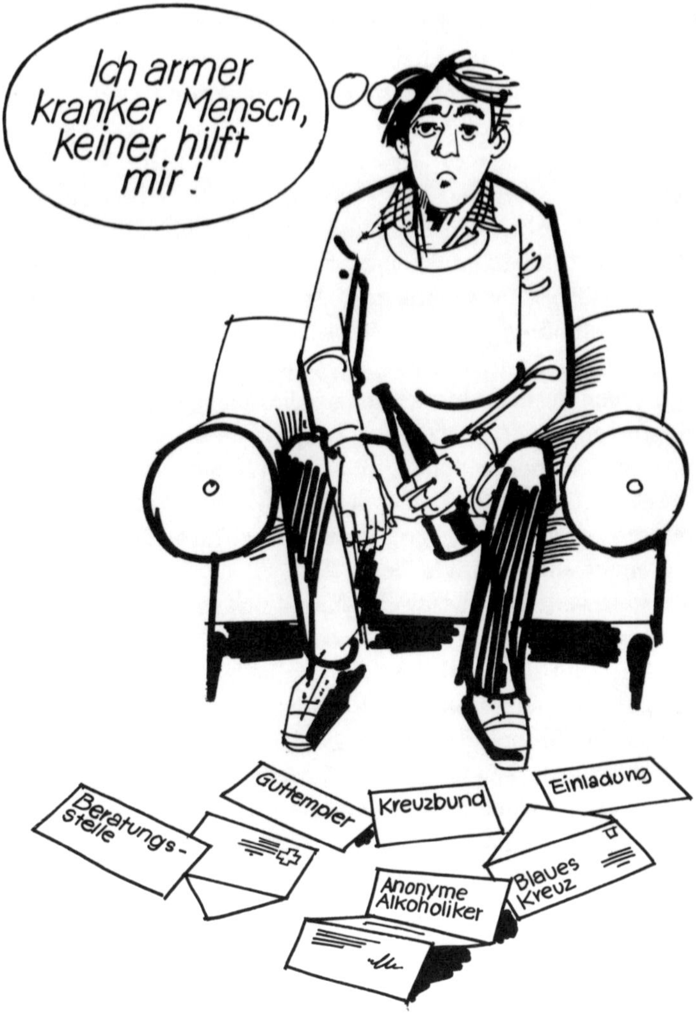

Nur wer selbst bereit ist, für sich etwas zu tun, wird die Hilfe der anderen erfahren.

Freiheit aufzeigen können. Er wird dort sehr rasch bemerken, wie er akzeptiert und verstanden wird. Wege zu einem neuen Selbstverständnis werden ihm ebenso deutlich werden wie Möglichkeiten, seine Probleme in besserer Weise zu lösen. Vor allem wird er dort ohne irgendwelche moralischen Vorbehalte aufgenommen. Er findet Menschen, die ihm mit Verständnis und Toleranz begegnen. Gleichzeitig wird ihm aber auch konsequent ein Spiegel vorgehalten, so daß er verkehrte Einstellungen und die Doppelbödigkeit seines Handelns erkennen kann. So wachsen ihm neue Leitbilder und Ziele zu. Besonders bedeutsam für ihn ist das Kennenlernen von Menschen, die trotz totaler Abstinenz ganz offensichtlich relativ glücklich und zufrieden sind.

Aus dieser Darstellung könnte sich für manchen Alkoholkranken ein Mißverständnis ergeben, dem noch vorgebeugt werden muß. Selbsthilfegruppen setzen sich nicht aus fehlerfreien und vollkommenen Leuten zusammen, sondern aus Menschen. Besucher werden deshalb dort keine paradiesischen Zustände vorfinden, sondern nicht zuletzt auch Konflikte und Auseinandersetzungen mit Gruppenmitgliedern, die dem Neuling in vielen Fällen keineswegs von vornherein sympathisch sind. Wer nun meint, damit ein Alibi für sein Fernbleiben zu haben, irrt. Reifungsanstöße widerfahren gerade dem, der sich dem Unangenehmen stellt, statt weiterhin auszuweichen und sich zu schonen. Das gilt in besonderem Maß für alle mitmenschlichen Beziehungsschwierigkeiten. Und damit wird gerade die Selbsthilfegruppe, in der nicht von vornherein alles nach Wunsch läuft, zu dem für das Training von Reifungsdefiziten besonders nützlichen Übungsfeld. Das Sichzurückziehen ins eigene Schneckenhaus nach dem Motto »Ich will meine Ruhe haben« garantiert das Weiterbestehen der Unreifezustände und damit eine fortgesetzte Lebensuntauglichkeit.

c) Ambulante Therapie

An vielen Stellen des Bundesgebiets und der Schweiz finden sich heute ausgebaute Beratungs- und Behandlungsstellen für Suchtkranke. Hier stehen Fachkräfte bereit, um in Einzelgesprächen oder in Gruppenarbeit denjenigen Alkoholikern zu helfen, bei denen ambulante Behandlungsmöglichkeiten ausreichen, um eine abstinente Lebensweise zu erreichen. In der Regel arbeiten die Beratungsstellen eng mit den verschiedenen Selbsthilfegruppen zusammen. Beide Arbeitsformen ergänzen sich in besonders wirkungsvoller Weise.

d) Stationäre Therapie

Für diejenigen Patienten, die in der Ambulanz keine dauerhafte Heilung finden können, ist ein stationäres Hilfsangebot erforderlich. Die stationäre Behandlung hat den Vorzug, daß das gesamte Erleben und Verhalten eines Patienten in den Behandlungsprozeß miteinbezogen werden kann. Die oft eingefahrenen, geradezu ausweglos verfahrenen innerfamiliären Beziehungen werden in der Regel schon durch die Pause bis zum ersten Besuch und durch den räumlichen Abstand, der zwischen der Behandlungsinstitution und dem Wohnort besteht, entspannt. In der Gruppe der Mitpatienten oder des Therapeutenteams werden dem Patienten neue Identifizierungsmöglichkeiten angeboten. Im Gegensatz zu dem in der Familie und im Arbeitsbereich bestehenden Konfliktdruck nimmt die therapeutische Gemeinschaft der stationären Einrichtung den Suchtkranken zunächst einmal so an, wie er ist, ohne ihm mit irgendwelchen moralischen Vorbehalten gegenüberzutreten. Das gibt ihm die Möglichkeit, sich zu öffnen und zur Ruhe und Selbstbesinnung zu kommen. Durch angemessene Ernährung, über einen geregelten Tageslauf und durch hydrotherapeutische Maßnahmen kommt es meist rasch zur körperlichen Erholung und Kräftigung und zu einer seelischen Umstimmung. Die räumliche Trennung des Alkoholikers von der Familie wird aber auch von Ehepartnern und Kindern als sehr entlastend erlebt. Die quälenden Gefühlsblockaden beginnen sich aufzulokkern. Zusammen mit den Maßnahmen zur Einbeziehung der Familienangehörigen in die Therapie kommt es dadurch zu neuen Begegnungsmöglichkeiten.

Im Vordergrund der stationären Behandlung stehen im körperlichen Bereich zunächst einmal die psychiatrisch-neurologische und die internistische Diagnostik und Therapie durch Fachärzte für Neurologie und Psychiatrie beziehungsweise für innere Medizin. Im Bedarfsfall werden auch Ärzte anderer Fachdisziplinen zu Rate gezogen. Das Ziel der sogenannten Entwöhnungsbehandlung ist eine neue Art und Weise des In-der-Welt-Seins, des Umgangs mit sich selbst und nicht zuletzt mit den Menschen der jeweiligen Umgebung. Das wird dadurch möglich, daß der Patient während seiner Behandlung sowohl in seinem Gefühlsbereich als auch im Raum der mitmenschlichen Beziehungen korrigierende Neuerfahrungen macht. Voraussetzung dafür ist seine Bereitschaft zu einer lebenslangen, umfassenden Abstinenz im Blick auf alle Suchtmittel. Im Verlauf der Behandlung kann der Patient erlernen, seine Wünsche nach Genußsteigerung oder nach Veränderung der Eigenbefindlichkeit durch Suchtmittel angesichts von Niederlagen oder Erfolgserlebnissen mit neuen Mitteln zu bewältigen. Auf diese Weise kann er auch in Zukunft sein Leben suchtmittelfrei und aktiv gestalten.

Die Behandlungsmaßnahmen verfolgen also das Ziel, die der Suchtentwicklung zugrunde liegenden Persönlichkeitsstörungen aufzudecken und sie dem Patienten bewußt wahrnehmbar und erlebbar zu machen. Durch die verschiedenen therapeutischen Aktivitäten werden die neugewonnenen Einsichten vertieft und durchgearbeitet mit dem Ziel, es dem Patienten möglich zu machen, mit sich selbst und mit seiner Umwelt in neuer Weise umzugehen. Auf diese Weise kann der Patient verstehen lernen, warum sich gerade bei ihm eine Suchtmittel-Abhängigkeit entwikkelt hat. Er bekommt einen Blick für den Zusammenhang seines Trinkens oder seines Medikamentenmißbrauchs mit der ihm eigenen Art und Weise, auf der Bühne des Lebens zu stehen, mit seinem individuellen Erleben der Welt und den daraus folgenden Verhaltensweisen. Die Behandlung zielt also auf eine Erkenntnis der Reifungsdefizite, die eine Lebensbewältigung bisher verhinderten. Neue Wege zu Selbstfindung und Selbstverwirklichung sollen dabei sichtbar und begehbar werden. Dem Patienten wird auf diese Weise eine Durchordnung seiner schwankenden

Gefühlsverfassung ebenso möglich wie neue Tragfähigkeit und Ichstärke. Er gewinnt die Befähigung zur Einstellung auf wechselnde Situationen und Konfliktlagen und eine neue Partner- und Gemeinschaftsfähigkeit. Bisher schlummernde Kräfte können geweckt und entfaltet werden. Darin liegt die Chance für den Suchtkranken, in Zukunft ein erheblich größeres Maß seiner Entwicklungsmöglichkeiten zu realisieren als bisher.

Angesichts dieser hohen Zielsetzungen liegt es auf der Hand, warum die mit der stationären Therapie verbundenen Nachteile, wie längere Abwesenheit vom Arbeitsplatz und von der Familie, in der Regel durch die zusätzlichen Behandlungsmöglichkeiten mehr als aufgewogen werden. Die ganzheitliche Therapie und die therapeutische Atmosphäre einer qualifizierten stationären Behandlungseinrichtung, die über ein erfahrenes und spezialisiertes Mitarbeiterteam verfügt, vermag auch in solchen Fällen gute Erfolge zu erreichen, die zunächst als hoffnungslos galten.

e) Vor- und nachstationäre Einrichtungen

Für flankierende Maßnahmen gibt es im Bundesgebiet und in der Schweiz schon eine ganze Reihe von Institutionen, die stationäre Kurzbehandlung oder eine nachstationäre Weiterversorgung in der Form von Übergangseinrichtungen anbieten. Dagegen lassen sich bisher nur wenige Häuser die Dauerunterbringung von chronischen Fällen angelegen sein.

Wenn heute auch noch nicht alle Einrichtungen in optimaler Form arbeiten können, so hat doch bei uns jeder Hilfesuchende die Möglichkeit, das für ihn notwendige Behandlungsangebot in Anspruch zu nehmen. Am besten geschieht das in Zusammenarbeit mit dem Hausarzt und der zuständigen ambulanten Behandlungs- und Beratungsstelle und in der Begleitung durch Freunde der nächstgelegenen Selbsthilfegruppe.

5. Heilung der Abhängigkeit über Religion und Weltanschauung?

a) Innere Heilung

Schon die Verwendung des Begriffs »Heilung« für Möglichkeiten, die sich aus dem religiösen und geistlichen Bereich ergeben, wird einigen Lesern Schwierigkeiten bereiten. Sie halten Religion entweder für etwas sehr Überholtes, oder sie stehen den Möglichkeiten sogenannter religiöser Heilungen von Abhängigkeitserkrankungen sehr kritisch gegenüber. Viele sehen darin zum Beispiel eine Art von Suchtverlagerung vom Suchtmittel auf eine religiös-fanatische Haltung. Immerhin sollte es dem Unvoreingenommenen zu denken geben, daß der anerkannte Wissenschaftler und Suchtspezialist Solms in einem medizinischen Lehrbuch[10] seine Erfahrungen wie folgt zusammenfaßt: »Religiöse Heilungen des Alkoholismus gehören dort, wo sie möglich sind, zu den qualitativ besten und dauerhaftesten.« Dementsprechende Erfahrungsberichte liegen von sehr unterschiedlichen Arbeitsfeldern aus der ganzen Welt vor. Sie sollten Anlaß sein für jedermann, dem die Notwendigkeit eines vielfältigen Hilfsangebots für Suchtkranke vor Augen steht, die einschlägigen Erfahrungen zunächst einmal vorurteilsfrei zu prüfen.

In der gegenwärtigen Erneuerungsbewegung der katholischen Kirche wurden Wege zu einer »inneren Heilung« sichtbar gemacht, die sehr bedenkenswert sind.[11] Darunter wird ein Heilwerden der persönlichen Lebensgeschichte verstanden, die im Zusammenhang unserer Darlegungen auch als Suchtdisposition bezeichnet wurde.

b) Möglichkeiten und Grenzen religiöser Heilung

Berichte über religiöse Heilungen des Alkoholismus liegen uns gerade aus dem deutschsprachigen Raum in Fülle vor. Die ersten, die sich in der zweiten Hälfte des 19. Jahrhunderts mit der systematischen Betreuung von Alkoholikern und bald auch mit der Gründung von Heilstätten befaßten, waren Angehörige des Blauen Kreuzes. Von dem bedeutenden Psychiater Forel ist seine berühmt gewordene Frage an den Schuster Boßhard überliefert, weshalb es ihm, Boßhard, gelinge, einer großen Zahl von Alkoholikern zu helfen, die der weltberühmte Psychiatrie-Professor

Boßhard und Forel

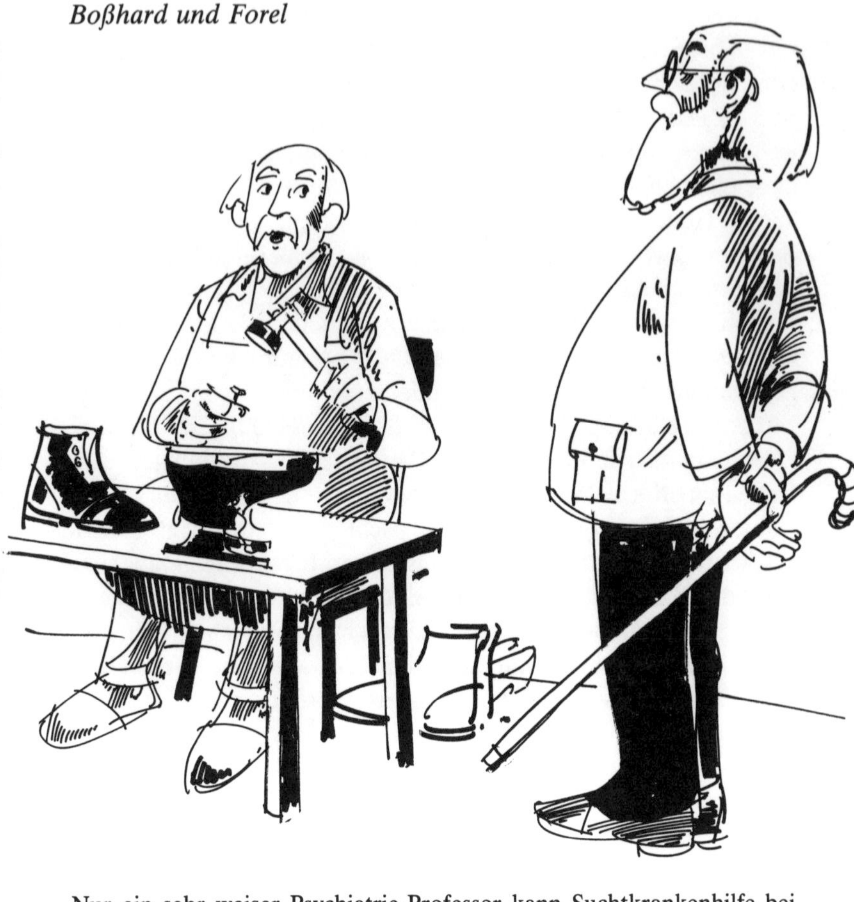

Nur ein sehr weiser Psychiatrie-Professor kann Suchtkrankenhilfe bei einem Schuhmacher erlernen.

ergebnislos aus seiner Behandlung entlassen mußte. Boßhard sah das Geheimnis seiner Erfolge in seiner persönlichen Abstinenz und in seinem Christsein begründet. Daraus ergab sich seiner Ansicht nach nicht nur die Motivation für seine Arbeit mit Suchtkranken, sondern auch seine Art und Weise eines »therapeutischen Vorgehens«.

Bis heute ist Alkoholismus die einzige schwere Krankheit geblieben, bei der Laien entscheidende Hilfe leisten können. Besonders gut zu studieren ist das im Gebiet der heutigen DDR, wo im Bereich der sogenannten »evangelischen Trinkerfürsorge« seit Jahren Nichtfachleute, meist ehemalige Patienten, haupt- oder nebenberuflich in der Suchtkrankenhilfe aktiv geworden sind. Diese »Laien« waren bis vor wenigen Jahren fachlich weitgehend ungeschult. Ihre »Arbeitsmethode« bestand nach ihrer eigenen Aussage vor allem in der Weitergabe des Evangeliums. Über Gruppenabende für Betroffene und sogenannte Besinnungswochen konnte dadurch einer großen Zahl von Alkoholikern zur Abstinenz und zu einem Neubeginn ihrer Existenz verholfen werden. Diese »Ehemaligen« bilden Gruppen, deren Mitglieder in einer für den Besucher beeindruckenden Weise Freude und Herzlichkeit ausstrahlen.

Ins Auge springt bei diesen »geistlichen Heilungen« für den Fachmann allerdings, daß die Partnerschaftsbeziehungen der Geheilten offensichtlich kaum verbessert wurden. In vielen Fällen blieben die Ehekonflikte aus der Sicht der Betroffenen gleich unlösbar wie in der Trinkzeit. Aus diesen Erfahrungen läßt sich der Schluß ziehen, daß diese Alkoholiker über eine »innere Heilung« zur Abstinenz und zu einer in vielfacher Hinsicht neuartigen Daseinsbewältigung befähigt wurden. Besonders beeindruckend ist dabei ihr verändertes Lebensgefühl, das ihre Existenz offensichtlich entscheidend prägt. Dagegen vermochten sie ohne fachliche Hilfe die Hintergründe ihrer Beziehungsstörungen nicht zu erkennen und deshalb auch nicht zu beheben. Durch ein breites Fortbildungsangebot wurde inzwischen diesem Mangel Rechnung getragen.

c) »Ganzheitliche Heilung« aus dem geistlichen Bereich

Mancher Leser wird an dieser Stelle fragen, ob sich solche Glaubensheilungen wenigstens teilweise erklären und damit auch für den Skeptiker etwas verstehbarer machen lassen. Bis heute stehen sich ja Gegner und Befürworter der religiösen Bemühungen um den Suchtkranken fast unversöhnlich gegenüber. So erscheint der nachstehend gemachte Versuch berechtigt und notwendig, die für die Arbeit mit Abhängigen bedeutsamen Phänomene dieser Art etwas näher zu betrachten, um auch dem Außenstehenden eine sachlichere und vorurteilsfreiere Beschäftigung mit diesen Fragen zu ermöglichen.

Die in Kindheit und Jugend im Religionsunterricht und in kirchlichen Organisationen gemachten mehr oder weniger schlechten Erfahrungen veranlassen heute viele Zeitgenossen, den Nutzen einer Beschäftigung mit religiösen und weltanschaulichen Fragen zu bezweifeln. Als Angehörige der skeptischen Generation (Schelsky) wollen sie das Nachdenken über solche »Spekulationen« den religiös Bedürftigen überlassen. Dabei wird aber allzu leicht übersehen, daß sich die Frage nach Sinn und Ziel des menschlichen Lebens jedem Abhängigen stellt. Aus psychiatrischer Sicht ist zum Beispiel der Alkoholismus nichts anderes als ein »protrahierter Suizid«, das heißt ein Selbstmord auf Raten. Schulte merkt dazu an: »Es ist im Rahmen der Alkoholikerbehandlung notwendig, die Probleme Sinn, Ziel und Hoffnung anzugehen.[12] Darüber hinaus ist mit der Sinnfrage ein Grundproblem des menschlichen Daseins gegeben, das nach C. G. Jung spätestens ab der Lebensmitte von jedem Menschen unausweichlich eine Beantwortung erfordert.

Von den für den Suchtkranken bedeutsamen religiösen Phänomenen muß an erster Stelle die Schuldvergebung genannt werden, mit der ein neues Selbstwertgefühl und neuartige Erfahrungen des Geliebtwerdens verbunden sind. Die meisten Alkoholiker werden von einem großen Berg von Schuld und dem Gefühl des Versagthabens bedrückt. Nicht selten sehen sie die Folgen ihrer Versäumnisse an den Menschen ihrer häuslichen Umgebung, beispielsweise an ihren Kindern, täglich vor sich. Das führt sie in wachsende Resignation. Therapeutische Bemühungen um die Beseitigung neurotischer Schuldgefühle helfen hier nur zum Teil weiter. Unvergebene Schuld trennt, ja zerstört die Beziehungen, während Vergebung verbindet und es ermöglicht, von der ängstlich gehüteten Position des Fehlerlosen, der den anderen ständig seine Unschuld nachweisen muß, herunterzusteigen. Erfahrene Vergebung schafft die Voraussetzung zum besseren Verstehen des Gegenübers und aktiviert zu Versöhnungsbereitschaft und vermehrter Tragfähigkeit.

Glaubenserfahrungen wirken sich, wie viele Beispiele zeigen, besonders nachhaltig bei der Lösung des für den Alkoholiker vordringlichen Problems der Sinnerfüllung seines Verzichts auf Alkohol aus. Psychologisch gesprochen handelt es sich darum, daß die dem Alkoholiker mit der Abstinenz zugemutete Versa-

Der Umgang mit dem Gestern

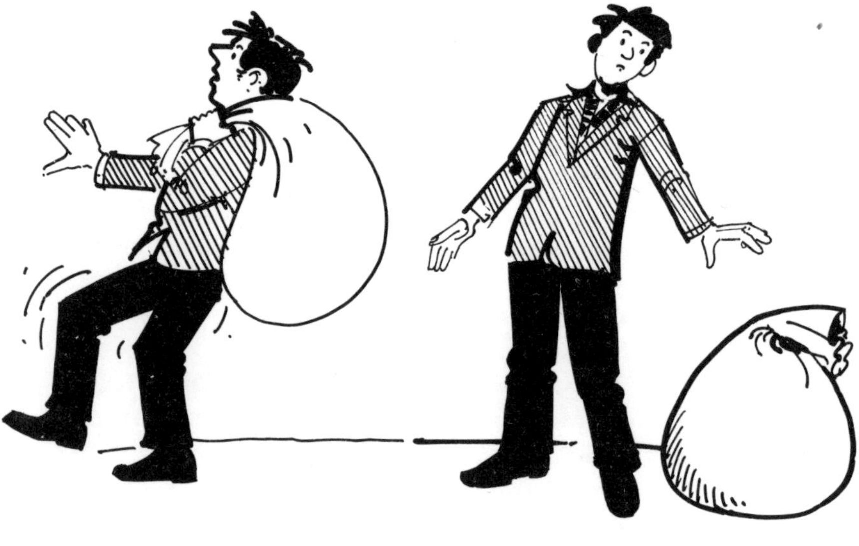

Die Last der Vergangenheit macht die Gegenwart zur Qual und blockiert die Zukunft.

Nach der Lösung der Schuldfrage kann das Leben noch einmal von vorne beginnen.

gung nur dann ertragen werden kann, wenn sie von dem Betroffenen als sinnvoll erlebt wird. Ein sinnloser Verzicht kann nicht geleistet werden. Dazu ein einfaches Beispiel. Eine Mutter, die durch die musikalischen Übungen ihres Wohnungsnachbarn täglich zwischen 24 und 2 Uhr auf ihren Schlaf verzichten muß, wird sich sehr schnell gegen diese unzumutbare Störung zur Wehr setzen. Wenn dieselbe Frau aber über Wochen hinweg zur gleichen Zeit in ihrer Nachtruhe von ihrem kranken Kind gestört wird, so nimmt sie diese Belastung relativ gerne auf sich. In diesem Fall ist ihr Schlafverzicht mit Gesundheit und Leben des von ihr geliebten Kindes, also mit einem höheren Wert, verbunden. Allgemein gesprochen kann ein Verzicht erst im Rahmen eines Wertsystems sinnvoll gemacht werden. Auf diese Weise entsteht Motivation. Dem Alkoholiker sind oft genug alle in seiner Umwelt erreichbaren Werte fragwürdig geworden. Deshalb vermag ihm gerade die Entdeckung der aus dem religiösen Bereich – religio bedeutet Bindung – kommenden Werte die notwendige Motivation zur Abstinenz zu verschaffen.

Ein weiterer wesentlicher Punkt für den Alkoholiker ist die Stillung des von C. G. Jung so benannten spirituellen Durstes des menschlichen Wesens nach Ganzheit. Es geht für Jung um eine Begegnung mit Möglichkeiten, durch die das menschliche Verlangen nach Eigentlichkeit und Ganzheit und die tiefe Sehnsucht des Menschen nach Bleibendem und Geborgenheit gestillt werden. Nach der in der katholischen Kirche entwickelten Praxis der »inneren Heilung« geht einem Gebet um Heilung der Erinnerungen und Erwartungen ein Akt der Übergabe der persönlichen Lebensgeschichte an den Schöpfer allen Lebens voraus. Darin werden ganz bewußt all die erlittenen Frustrationen, alles Scheitern und alle Trauer über die eigene Lebenswirklichkeit eingeschlossen. So wird ein Verzeihen gegenüber all denen möglich, die das Leben des Betroffenen beeinträchtigt oder zerstört haben. Zusätzlich erwächst daraus Dankbarkeit und damit eine positive Beziehung zu all denen, die den Betreffenden im Leben in guter Weise begleitet haben. Auch ein Sich-selbst-Akzeptieren einschließlich aller Hinfälligkeit, Zerstörtheit, Lebensverneinung und Belastung der eigenen Person wird jetzt möglich. Durch die

Hingabe an den Ursprung des Lebens, der im Evangelium als das Licht aller Menschen vorgestellt wird, durch das Sich-mit-Ihm-Einlassen, ohne sich davon noch länger durch die eigenen Eitelkeiten und Ichverklammerungen abhalten zu lassen, kann der Protest gegen das Schicksal der eigenen Versehrtheit aufgegeben werden. So eröffnet sich auch dem Menschen, dem im Leben von Kindheit an übel mitgespielt wurde, die Chance, aus dem Vorhandenen das Beste zu machen. Die »Erneuerung aus dem Geist« (von Gagern) ändert sowohl das Verhältnis zu mir selbst als auch zum Leben. Sie bahnt den Weg zur Selbstliebe ebenso wie zur Liebe zum Du. Sie schafft ein neues Urvertrauen und gibt zugleich Halt für die eigene innere Identität (Tobias Brocher).

Es liegt auf der Hand, daß die hier aufgezeigten Wege nicht ohne weiteres für alle Abhängigen begehbar sind. Zudem nehmen entsprechende Entwicklungen oft Jahre in Anspruch. Und doch hat seit der Gründung des Blauen Kreuzes, des Kreuzbunds und der Gemeinschaft der Anonymen Alkoholiker, um nur einige der Gruppen zu nennen, die religiösen Zielsetzungen bei der Hilfe für Abhängige einen besonderen Stellenwert einräumen, eine große Zahl von Menschen auf diesem Weg Befreiung und entscheidende Lebenshilfe erfahren. Sollten diese Realitäten die Alkoholiker und ihre haupt- und nebenberuflichen Helfer nicht veranlassen, sich über die Möglichkeiten zu einer »inneren Heilung« besser zu informieren, anstatt diesen Bereich ausschließlich sektiererischen Gruppen und fernöstlichen Gurus zu überlassen? Freilich dürften Informationen allein nicht genügen, um sachverständig mitreden zu können. Für analytische Psychotherapeuten gilt die Erkenntnis, daß ihre Einsicht in die Schwierigkeiten ihrer Patienten eng mit ihrer Selbsterkenntnis verbunden ist. Ganz ähnlich stellen im religiösen Bereich die ungelösten Probleme des Helfers die entscheidende Blockierung dar, anderen zur Erkenntnis der Hindernisse zu verhelfen, die reiferen Formen ihres Seins im Wege stehen.

Dabei darf allerdings nicht übersehen werden, daß durch einen Akt der Übergabe an den, der am Beginn und am Ende der menschlichen Existenz steht, noch nicht alles verändert wird, was der Entwicklung bedarf. Entwicklungs- und Reifungsstörungen, wie sie als Folgen frühkindlicher Schädigungen auftreten können, bleiben bestehen. Sie müssen in der Regel nachgeholt und in der therapeutischen oder einer sonstigen Beziehung noch einmal durcherlebt werden. Das gilt für eine nicht gelebte Trotzphase mit dem dazu gehörigen Mißverhältnis zu Besitz, Ordnung und Wollen genauso wie für eine nicht gewagte Pubertätsopposition, die Selbstwerdung und Ablösung zum Ziel hat. Solche Phasen müssen nachgeholt werden, wenn der Veränderungsprozeß umfassend weitergehen und zu einer ganzheitlichen Stabilisierung führen soll.

Zu welchen praktischen Ergebnissen führt dann die »innere Heilung«? Menschen mit entsprechenden Erfahrungen geben auf die Frage nach der entscheidenden Veränderung meistens die Antwort: »Ich bin jetzt nie mehr allein. Es ist einer bei mir, der mir zwar die Schwierigkeiten nicht abnimmt, der mir aber zur Seite steht, der mich immer wieder ermutigt und tröstet.« Ins Auge springend ist weiter die Lösung des Verhaftetseins an die Vergangenheit ebenso wie die Befreiung von den Ängsten vor der Zukunft. Das läßt Kraftreserven frei werden, die zur Bewältigung der gegenwärtigen Lebensprobleme, des »Heute«, eingesetzt werden können. Über ein neubegründetes Vertrauen, über neugewordener Hoffnung und Zuversicht werden die alten Probleme auf neue Weise angehbar. Eine Garantie für ein fromm-bequemes Dasein im Sinne eines Herausgenommenseins aus Kämpfen, Ratlosigkeiten und Rückschlägen ist damit allerdings nicht gegeben. Auch das Bleiben auf dem neuen Weg und eine gesunde Weiterentwicklung des neugewonnenen inneren Lebens ist alles andere als selbstverständlich. Innere Heilungen entgehen der allgegenwärtigen Gefahr des Verödens und des Stillstands nur dann, wenn die immer neu notwendigen Entwicklungsanstöße durch aktive Mitarbeit in einer Gruppe, durch regelmäßigen

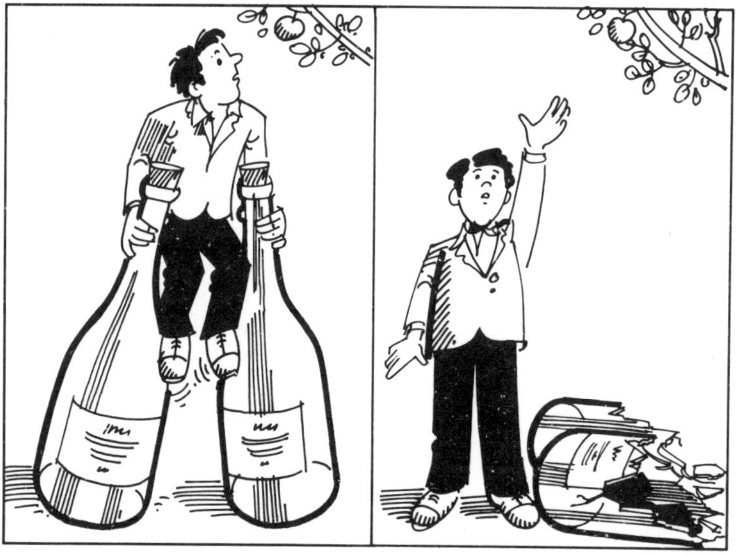

Der Verzicht auf die Krücke Alkohol bringt zunächst eine schmerzliche Erkenntnis der bisherigen Scheinbewältigung des Daseins, aber dann auch die Chance einer Nachreifung und Selbstwerdung.

Austausch in einer Zweierschaft oder auch durch Inanspruchnahme seelsorgerlicher Hilfe, kurz gesagt, in einem persönlichengagierten und verbindlichen Leben erfolgen.

Den Versuchen, anderen zu einer Heilung ihrer Lebensgeschichte gleichsam von innen her zu verhelfen, drohen aber auch mancherlei Gefahren.

Zu frühe und falsch angesetzte seelsorgerliche Bemühungen können dem Alkoholiker Veranlassung geben, seine Unreifezustände und seine Ängste vor Selbsterkenntnis und Wandlung mit Hilfe von mehr auf der Vernunftebene gewonnenen religiösweltanschaulichen Überzeugungen abzuschirmen und zu tarnen. Was als Chance zur Befreiung gedacht war, wird dann zum Instrument der Abwehr und zur Entwicklungsverhinderung.

Fanatismus, Selbstbetrug und Rückfall sind die unausweichlichen Folgen. Im Umgang mit Suchtkranken ungeübte Seelsorger tun deshalb gut daran, das Gespräch mit Erfahrenen zu suchen und sich vor Ungeduld und allen drängerischen, vorschnellen, auf kurzschlüssige Hilfen ausgerichteten Maßnahmen zu hüten.

V. Der Alkoholiker und seine Angehörigen

(Vom Umgang mit dem Alkoholiker)

1. Das Problem

Vergegenwärtigen wir uns noch einmal kurz, mit wem wir es zu tun haben. In welcher Verfassung, in welcher Gemütslage befindet sich der Alkoholiker? Erst aus dieser Überlegung heraus ergeben sich Einsichten über die Art und Weise, wie ihm richtig zu begegnen ist. Vor allem sind Situation und Befindlichkeit des Suchtkranken durch das Verhängnis seiner Krankheit gekennzeichnet, über die er nur unzureichend und weithin sogar falsch informiert ist. In seiner Handlungsfreiheit findet er sich durch Sucht und Suchtfolgen eingeschränkt. Er erlebt sich als gefangen hinter Mauern, die er trotz aller Anstrengungen nicht aufbrechen kann. Seine Umgebung begegnet ihm in der Regel feindselig. Die Gründe dafür kann er nur mangelhaft erkennen. Selbstverständlich hält er sich selbst, auch wenn er das nach außen nicht zugibt, für einen Versager. Er schämt sich vieler seiner Handlungen, und er leidet an großen Minderwertigkeitsgefühlen. Vor allem an seinen Kindern oder bei seinem Ehepartner, aber auch bei Kollegen und Nachbarn, kann er seine mißlungene Existenz und das trotz seines guten Willens erfolgte Scheitern all seiner Bemühungen tagtäglich studieren. Er gibt sich deswegen überheblich, und doch sieht er sich gleichzeitig völlig am Ende. Er baut auf seine eigene Kraft und will alleine fertig werden, und zugleich verlangt er nach Hilfe, Schutz und Betreuung durch die Umgebung. Er bagatellisiert seinen Zustand und behauptet nach außen, alles sei doch nicht so schlimm. Innerlich weiß er aber, daß es für ihn aus dem Teufelskreis keinen Ausweg mehr gibt. Er sieht seinen ohnehin labilen Selbstwert immer mehr bedroht, und er fürchtet die totale Ächtung durch seine Umgebung. Gerade deshalb fühlt er sich zu um so verzweifelteren Versuchen verpflichtet, sich selbst und die anderen über seinen wahren Zustand hinwegzutäuschen. Er ist naiv und gutgläubig und dabei doch zutiefst mißtrauisch. Er unternimmt in Gedanken größte Anstrengungen zur Änderung seiner Situation, aber alles bleibt beim alten. An seiner Passivität und seinem Ausweichverhalten ändert sich nichts. Er ist geübt, immer die Rolle zu spielen, die seiner Meinung nach das jeweilige Gegenüber von ihm erwartet, so daß ihm Anerkennung und Zuwendung eigentlich sicher sein müßten. Und er ist schockiert, wenn er entdeckt, wie er gerade dadurch auch die wohlmeinendsten Freunde immer mehr vor den Kopf stößt. Er ist von seinen Minderwertigkeitsgefühlen her ständig genötigt, sich ins beste Licht zu setzen, und er spürt doch, wie er sich immer mehr der allgemeinen Verachtung preisgibt. Er kann die Wirklichkeit nicht ertragen, und deshalb sieht er sich gezwun-

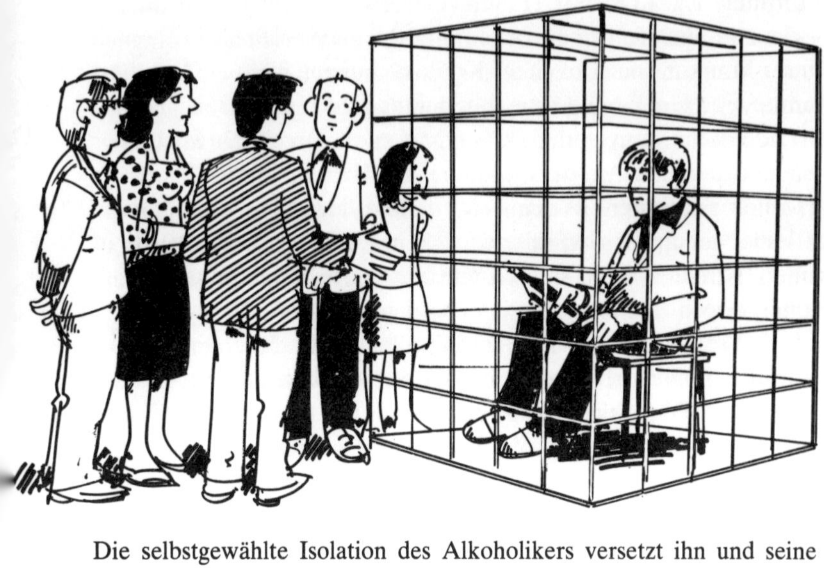

Die selbstgewählte Isolation des Alkoholikers versetzt ihn und seine Angehörigen in dieselbe Ratlosigkeit.

gen, seinen eigenen Lügen zu glauben. Zugleich erlebt er, wie ihn die Lebenswirklichkeit immer unbarmherziger mit sich und seinem Versagen konfrontiert. Alle seine Anstrengungen bewahren ihn nicht vor einer ständig auswegloser werdenden Verstrickung in seine Situation. Mißmut, Hoffnungslosigkeit, Resignation und dumpfer Unwille gegen sich, sein Leben und die Umwelt bestimmen ihn immer mehr.

2. Naheliegende Fehlreaktionen

Die verzweifelte Verfassung des Suchtkranken legt seiner sozialen Umgebung zwei Fehlreaktionen nahe, die in ihrer Auswirkung gleichermaßen folgenschwer für alle Beteiligten sind. Zum einen die moralische Diskriminierung, die Distanzierung und soziale Ächtung. Zwei Drittel der entsprechend befragten Bundesbürger geben an, daß sie es gegebenenfalls ablehnen würden, mit einem Suchtkranken persönlichen Kontakt aufzunehmen. Gewohnt, schon kleinste Zeichen der Mißachtung zu registrieren und mit tiefer Beschämung und Gekränktsein zu reagieren, antwortet der Suchtkranke auf Anzeichen solch einer Haltung mit noch tieferer Hoffnungslosigkeit. Wozu sich noch anstrengen? Es ist ja doch alles vergebens! Es hat ja doch alles keinen Zweck! Ich werde es nie schaffen! Warum soll ich mir denn noch Mühe geben? Mich mag ja doch keiner!

Die Distanzierung vom Suchtkranken verhindert also das notwendige Einvernehmen, verhindert ein »Arbeitsbündnis« schon im Ansatz. Die Abwendung von ihm bewirkt genau die Reaktion, die ihm der, der ihn moralisch verurteilt, vorwirft.

Genauso schwerwiegende, wenn nicht noch schlimmere Folgen hat die bedingungslose Stützung, mit anderen Worten eine ständig fortgesetzte Verwöhnung. Das braucht dem verwöhnenden Ehepartner oder Elternteil aber nicht bewußt zu sein. Er will doch nur das Beste. Hierher gehört der Versuch, dem Alkoholiker immer und auf jeden Fall die Folgen seiner Handlungsweise abzunehmen, ihn vor allen Schwierigkeiten und Unannehmlichkeiten bewahren zu wollen. Dieselben lebensgefährlichen und einsichtsverhindernden Folgen ergeben sich aus dem Versuch, den Alkoholiker in der Weise zu »verstehen«, daß ihm eine heile Welt in Miniaturausgabe verschafft wird. Eine Welt, die endlich dem liebenswürdigen Kerl von Samt und Seide die repressionsfreie, gerechte und wirklich liebevolle Umgebung bieten könnte, auf die er doch Anspruch zu haben meint.

Vor Jahren bemühte sich die Inhaberin eines bedeutenden Unternehmens um eine stationäre Suchtkrankenbehandlung für ihren 27jährigen, hochbegabten Sohn, der trotz seiner hervorragenden Gaben noch nie in seinem Leben berufstätig gewesen war. Zwischen ihm und seinem Stiefvater bestanden deshalb erhebliche Spannungen. Das veranlaßte die Mutter des jungen Mannes um so mehr, ihn beständig wie eine Glucke zu behüten und sich für sein Wohl in jeder Hinsicht verantwortlich zu fühlen. Wenn er nach einem seiner regelmäßigen Trinkexzesse völlig am Ende nach Hause kam, päppelte sie ihn wieder hoch und füllte seine Kasse wieder auf. Den Vorwurf, sie trage entscheidend zur Zerstörung von Gesundheit und Leben ihres Sohnes bei, quittierte sie mit Empörung. Was sie denn anderes tun könne, fragte sie. Auf die Antwort, sie habe doch die Möglichkeit, ihrem Sohn die Tür zu verschließen und ihm weitere Unterstützung zu verweigern, wenn er nicht selbst bereit sei, etwas für sich zu tun und die notwendige Hilfe in Anspruch zu nehmen, entgegnete sie: »So lieblos kann ich nicht sein. Das würde ja heißen, ihn im Straßengraben verkommen zu lassen.« Und so kam, was kommen mußte, als Folge einer vermeintlich liebevollen Aufopferung, die sich in Wahrheit als untergründige Befriedigung der Bedürfnisse des Betreuers entpuppt. Die Mutter mußte zusehen, wie sich ihr Sohn über Jahre hinweg langsam aber sicher vollständig zugrunde richtete.

Die Gesetzmäßigkeit, die Beziehungskonstellationen mit solch tragischem Ausgang zugrunde liegt, läßt sich als für den Umgang mit Suchtkranken allgemein gültige Regel formulieren: Solange ein Suchtkranker eine Bezugsperson hat, die ihn bedingungslos unterstützt, wird er dem Teufelskreis seiner Sucht niemals entrinnen können. An dieser Stelle sind Eltern, aber auch Ehepartner, Freunde und wohlmeinende Kollegen besonders gefährdet. Sie sehen nicht, in welchem Ausmaß hinter ihrer verwöhnenden Haltung, aus der heraus sie dem Suchtkranken entgegen ihren Absichten sein Todesurteil sprechen, eigene unbewußte Wünsche stehen. Konsequenz und Versagung aus Liebe, die den Suchtkranken allein veranlassen könnten, den zunächst für ihn unangenehmen Weg in die Freiheit zu beschreiten, würden den verwöhnenden Partnern selbst zu sehr weh tun, würden sie selbst zu sehr verletzen und sie der Gefahr aussetzen, ihren süchtigen Gefühlspartner auf die eine oder andere Weise zu verlieren. Es sind also im Grunde genommen egoistische Bedürfnisse, die sie an einer relativ selbstlosen Zuwendung hindern. Einer Zuwendung, die deshalb den Namen Liebe verdienen würde, weil sie zum richtigen Zeitpunkt und an der richtigen Stelle, wenn vielleicht auch mit schwerem Herzen, eine konsequente Haltung einzunehmen in der Lage wäre.

Solche Fehler finden sich keineswegs nur im persönlichen Bereich. In der Hauptstadt eines europäischen Landes, das sich durch seine Bemühungen um eine besonders fortschrittliche Sozialgesetzgebung für Alkoholiker auszeichnet, wurden ähnliche Verhaltensweisen als soziale Errungenschaft institutionalisiert. In dieser Stadt, in der sehr viele Alkoholiker leben, gibt es zwei staatliche Auffangstationen für Alkoholiker. Die verantwortlichen Politiker wollen in neuer Weise ihrer Einsicht, wonach Alkoholismus als Krankheit anzusehen ist, Rechnung tragen. Gleichzeitig soll den Kranken optimale Hilfe angeboten werden. Der von der Straße kommende Alkoholiker erhält in diesen Auffangstationen neue Wäsche und Bekleidung, ärztliche Versorgung, gute Verpflegung und Tabakwaren. Von der Konzeption her ist vorgesehen, ihn nach 8 bis 14 Tagen in Einrichtungen zu verlegen, in denen er sich stationären, mittel- oder langfristigen Behandlungsmaßnahmen unterziehen kann. Die gesamten Kosten werden in jedem Fall vom Staat übernommen. Der Suchtkranke hat keinen Pfennig dazu beizutragen.

Diese Modelleinrichtungen geben zweifellos einer vorbildlichen sozialen und humanitären Gesinnung und Haltung Ausdruck. Wird damit nicht genau den Bedürfnissen des Suchtkranken Rechnung getragen? Das Gegenteil ist der Fall. Das Konzept funktioniert überhaupt nicht. Die Mitarbeiter dieser Auffangstationen resignieren. Sie haben in mehrjähriger Tätigkeit erkannt, daß ihr Einsatz praktisch sinnlos ist. So gut wie keiner der Betreuten entschließt sich zu einer stationären Behandlung. Nach wenigen Tagen, wenn sich die Klienten wieder besser fühlen, verlassen sie die Auffangstation, um weiterzutrinken. Warum sollten sie sich denn einer Behandlung stellen? Das hat doch immer noch Zeit. Sie können ja wieder kommen, wieder aufgenommen werden und sich dann immer noch überlegen, zu welchem Zeitpunkt eine Behandlung für sie angezeigt wäre. Die Mitarbeiter berichten, daß einzelne Patienten schon 175mal aufgenommen wurden. Es versteht sich von selbst, daß die körperlichen und seelischen Folgeschäden von Aufnahme zu Aufnahme schwerwiegender werden. Der Chefpsychiater aller Suchtbehandlungsinstitutionen dieses Landes sagte dazu: »Im Namen der Humanität lassen wir die Alkoholiker auf der Straße zugrunde gehen.«

Die sicherlich wohlmeinenden Politiker dieses Landes haben offensichtlich ein Grundprinzip des Umgangs mit Abhängigen nicht begriffen. Ein Suchtkranker hat zunächst immer die Neigung, den Weg des geringsten Widerstandes einzuschlagen. Er wählt die bequemste Lösung und entschließt sich zu den ihm sehr unangenehm und unbequem scheinenden Behandlungsmaßnahmen erst dann, wenn das Sich-nicht-behandeln-Lassen mehr Unannehmlichkeiten und Nachteile bringt, als er sie voraussichtlich von einer Behandlung zu erwarten hätte. Die Umgebung des Suchtkranken muß sich ebenso wie eine in Wahrheit soziale Gesetzgebung um die Schaffung von einsichtserzeugenden und Behandlungsbereitschaft weckenden Voraussetzungen bemühen, sofern es tatsächlich um das Ziel gehen soll, dem Suchtkranken zu helfen.

3. Vom Aufbau einer helfenden Beziehung zum Suchtkranken

Wer Suchtkranken helfen will, muß also die beiden Gefahren, sowohl Mißachtung als auch Verwöhnung, vermeiden. Es geht darum, Zuwendung und Konsequenz zusammenzubringen und Liebe nicht als Abwesenheit von Versagung mißzuverstehen. Wer es mit Suchtkranken gut meint, sollte begreifen, daß Liebe sich gerade auch in Frustration ausdrücken kann.

Die Alternativen sind hart, aber unvermeidlich

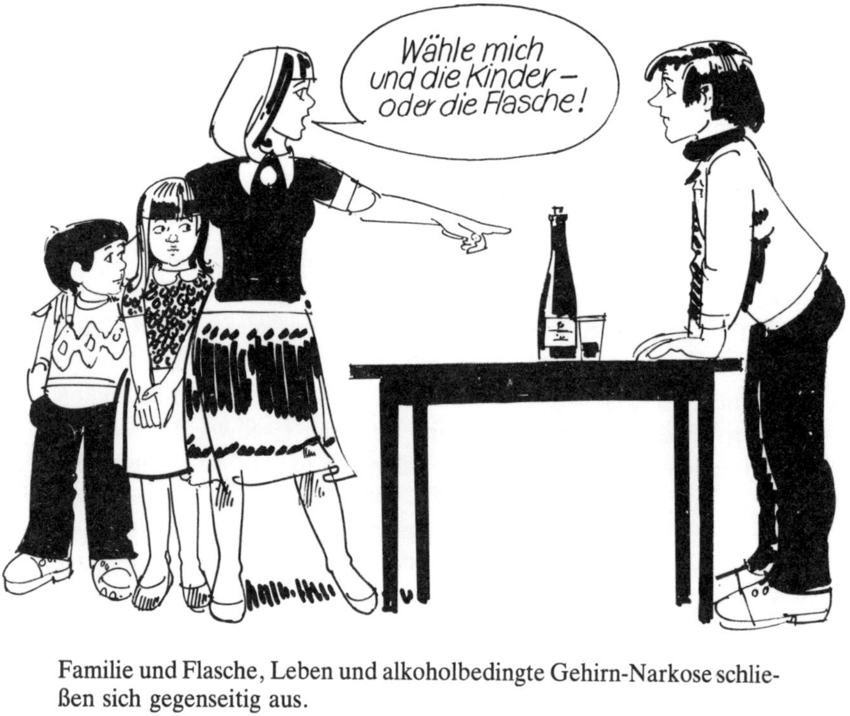

Familie und Flasche, Leben und alkoholbedingte Gehirn-Narkose schließen sich gegenseitig aus.

Vier hilfreiche Schritte

Die Herstellung einer helfenden Beziehung zum Suchtkranken läßt sich von daher in verschiedene Schritte einteilen. Beim ersten Schritt geht es zunächst um Annahme. Dem mißtrauischen Patienten, der Vorwürfe und Mißachtung erwartet, muß das Gefühl des Angenommenseins, so wie er ist, vermittelt werden. Weder sein Imponiergehabe noch seine wortreichen Selbstrechtfertigungsversuche, weder seine Distanzlosigkeit noch seine Übergefügigkeit sollten auch nur zu einer Spur von moralisierender Abwertung Anlaß geben. Sachlich-freundliche Offenheit, ergänzt durch dosierte Vertrauenserweise, die eine Verläßlichkeit voraussetzen, derer sich der Patient schon längst nicht mehr für fähig hält, vermögen die angestrebte positive Beziehung einzuleiten. In diesem Zusammenhang ist es auch schädlich, zu früh und zu tief auf die Vergangenheit des Patienten einzugehen. Weit wichtiger ist es zunächst einmal, Zukunftsmöglichkeiten und die Aspekte der Hoffnung anzusprechen.

Wenn auf diese Weise eine Vertrauensbeziehung entstanden ist, muß im zweiten Schritt die Konsequenz zu ihrem Recht kommen. Dem Suchtkranken müssen Grenzen gesetzt werden, damit er – was für seine Reifung absolut notwendig ist – das Nein erlernen kann, mit dem er lebenslang so große Schwierigkeiten hatte. Er muß entdecken können, daß sein Verharren im Sich-gehen-Lassen, in den Ausflüchten und Bagatellisierungen, alles andere als belohnt wird. Er muß die Erfahrung machen, daß sich die Umgebung das nicht gefallen läßt und er sich dadurch isoliert. Wenn er merkt, wie er sich auf diese Weise seine Hilfsquellen selbst abschneidet und sich seine Lage nur erschwert, so steht er mitten in einem für ihn äußerst wichtigen Lernprozeß. Solch eine konsequent-liebevolle Haltung wird zwar in vielen Fällen zunächst den Widerstand des Suchtkranken verstärken und seinen Trotz und seine Aggressionen herausfordern. Doch sind das in der Regel unvermeidbare Durchgangsstadien auf dem Weg zu der für ihn notwendigen Kapitulation.

Das Festbleiben der Partner gegenüber dem flehentlich-eindringlichen Bitten des Alkoholikers, wie auch gegenüber seinen

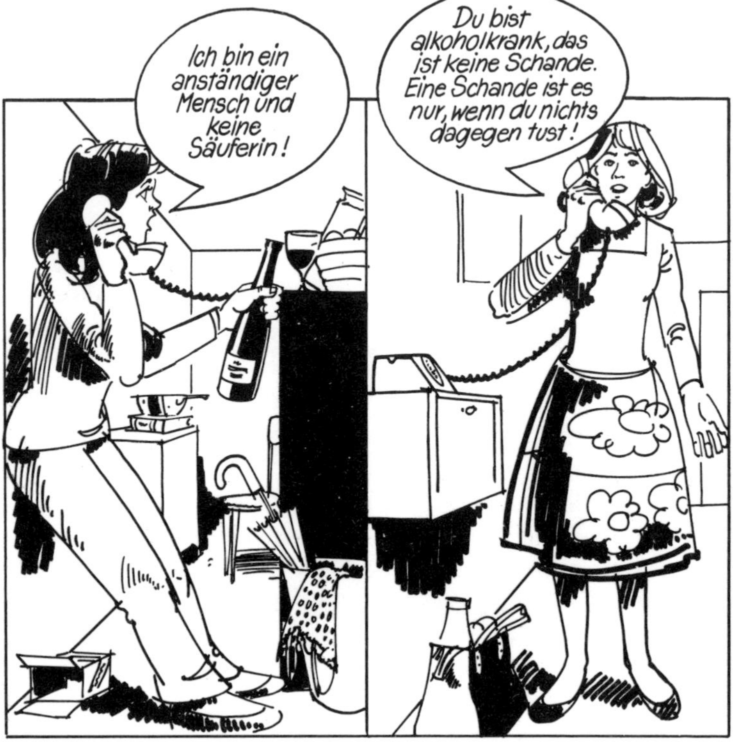
Ich bin ein anständiger Mensch und keine Säuferin!
Du bist alkoholkrank, das ist keine Schande. Eine Schande ist es nur, wenn du nichts dagegen tust!

Erpressungsversuchen, ermöglicht es ihm, aus seiner Gespaltenheit herauszukommen. Bisher hatte er seine Umgebung eingeteilt in gute und schlechte Menschen, je nachdem, ob sie bereit waren, auf seine Wünsche und Ansprüche einzugehen oder nicht. Erst wenn seine Bezugspersonen zu einer ihn verstehend-annehmenden und doch zugleich konsequent-festen Haltung gekommen sind, kann er die Erwartung aufgeben, die bisher verwöhnenden Partner, Eltern und Kollegen würden ihn doch wieder decken und ihm die Taktik des »Durch-die-Maschen-Schlüpfens« weiterhin ermöglichen. Damit wird auch seine Bereitschaft wachsen, auf Verzögerungstaktik und auf die Spielchen des unschuldig Gekränkten zu verzichten. Nun kann er die Hohlheit seiner immer neu vorgebrachten Beteuerungen und guten Willensvorsätze durchschauen und sich eingestehen, daß es eine Änderung seiner Situation solange nicht geben kann, bis er bereit ist, sich selbst zu ändern.

Beim dritten Schritt geht es um das »In-Freiheit-Setzen« des Suchtkranken. Das Maß der hier notwendigen Aktivitäten hängt von dem Ausmaß der Fremdbestimmung ab, unter dem ein Abhängiger steht. Inwieweit ist er selbst überhaupt bereit, auf den »Seelentröster« Alkohol zu verzichten, Hilfestellung anzunehmen, sich und sein Leben zu verändern? Inwieweit sieht er sich dazu lediglich von Eltern, Ehepartnern, Arbeitgebern oder Gerichten gedrängt? Aus dieser Zwangslage heraus zeigt er sich dann zwar willfährig. Aber er fühlt sich dabei unfrei und abhängig, unter Zwang stehend. Ein eigenes Bedürfnis zur Änderung seiner Persönlichkeit ist noch gar nicht vorhanden. Solange das so bleibt, fehlt die Grundlage für eine positive Entwicklung.

Nicht nur verwöhnende Angehörige, sondern auch sozial engagierte Vertreter karitativer Organisationen oder wohlmeinende Freunde stehen in Gefahr, gerade durch ihren Einsatz diesen dritten Schritt zu verhindern. Sie lassen ihre Beziehungen bis zur höchsten Ebene bei Leistungsträgern oder im politischen Bereich spielen, um nur ja »ihrem Alkoholiker« auf der Stelle helfen zu können. »Seit zwei Jahren reden wir ihm zu. Jetzt endlich hat er sich entschlossen, Hilfe anzunehmen. Vielleicht schon morgen wird er diesen Entschluß widerrufen. Deshalb muß er sofort in einer Fachklinik aufgenommen werden.« Solche Argumentationen, verbunden mit dem dringlichen Anruf der Sekretärin des Herrn Oberbürgermeisters oder gar des persönlichen Referenten des Herrn Ministers, kennen alle Suchtfachbehandlungseinrichtungen zur Genüge.

Der Irrtum der Anrufer besteht in der Regel darin, daß sie diese plötzliche Bereitschaft der Betroffenen als einen echten Entschluß ansehen, der in Freiheit gefaßt wurde und deshalb von Bestand sein könnte. In Wirklichkeit handelt es sich meist um eine aus einer Art von Weltuntergangsstimmung entstandenen, angesichts der momentanen Ausweglosigkeit verständliche, oberflächliche Bereitschaft, die nicht lange anhält. Die Tatsache, daß alle Hebel für den Alkoholiker in Bewegung gesetzt werden, verschafft ihm

Genugtuung und Befriedigung. Er fühlt sich erneut in den Mittelpunkt der Aufmerksamkeit seiner Umwelt gestellt. Darin kann er sich sonnen und sein Selbstwertgefühl aufbessern. Wenn er dann in der stationären Behandlung nur zu rasch registrieren muß, daß ihm niemand eine »Dreisterne-Alkoholiker-Position« einzuräumen gedenkt, verfliegen Einsicht und Behandlungsbereitschaft schnell. Dahinter kommt wieder der trotzige und von Minderwertigkeitsgefühlen geplagte Junge oder das selbstunsichere, eigensinnige kleine Mädchen zum Vorschein, die nicht daran denken, sich durch den Aufenthalt in einer »Trinker-Heilanstalt« Ansehen und Wohlbefinden ruinieren zu lassen.

Das Ziel des dritten Schritts besteht also darin, den Alkoholkranken angesichts der Realität in Freiheit zu setzen und ihn in eine eigenverantwortliche Position zu bringen. Er muß mit der ihm verbliebenen Entscheidungsfähigkeit als Partner ernstgenommen werden. Nur dann kann bei ihm selbst der Wunsch nach Änderung entstehen nach dem Motto: »Es muß bei mir anders werden, koste es, was es wolle.«

Der dritte Schritt kann erfolgen, indem dem Patienten deutlich gemacht wird, man habe für den von ihm gezeigten Widerwillen gegen Behandlung und Hilfe von außen volles Verständnis. Man empfinde es als unangemessen, ihn – einen erwachsenen Menschen – entgegen seiner mehr oder weniger deutlich zum Ausdruck gebrachten Wünsche zu einer Behandlung zu zwingen. Sein Wunsch, sich ohne fremde Hilfe selbst zu helfen und auf die ihm lästigen Behandlungsversuche verzichten zu wollen, sei sehr verständlich. Einen so entwicklungsfähigen und wertvollen Menschen zu irgendwelchen Maßnahmen zu nötigen, die ihn immer mehr in Trotzreaktionen, Aggressionen und Widerstand geraten ließen, sei eigentlich unverantwortlich. Angesichts dieser Situation wäre es doch viel besser, wenn der Patient sich gegen eine Behandlung entscheide und die Verantwortung für die daraus erwachsenden Folgen bewußt auf sich nähme. Er habe dann eben in Kauf zu nehmen, wenn er sich unter Umständen schon in wenigen Monaten gesundheitliche Dauerschäden zugezogen habe oder wenn sich Angehörige und Freunde, die bisher noch zu ihm hielten, endgültig von ihm trennten beziehungsweise wenn seine beruflichen Chancen vollends vertan seien. Wenn er das wolle, könne ihn niemand daran hindern. Er habe die Freiheit, sich selbst zu vernichten. Der Respekt vor seiner Person gebiete es, ihm diesen Entscheidungsraum zu belassen.

Die Anonymen Alkoholiker bringen dieses In-Freiheit-Setzen des Suchtkranken aus ihrer praktischen Erfahrung heraus auf eine kurze, wenn auch etwas provokative Formel: »Sauf, bis es dir zu den Ohren herausläuft!« Dem liegt eine ganz einfache Erkenntnis zugrunde. Die eigene Bereitschaft des Patienten, für sich etwas zu tun und den mühsamen Weg zur Gesundung selbst zu beschreiten, kann durch nichts anderes ersetzt werden. Auch Hausärzte können ihren Patienten diese oft lebensentscheidende Einsicht ermöglichen, etwa durch die beiläufig-lässige Bemerkung: »Machen Sie ruhig so weiter. In zwei Jahren werden Sie sich die Radieschen von unten ansehen.«

Der vierte Schritt soll dem Suchtkranken einen bewußten Akt der Annahme der Alkoholiker-Identität ermöglichen, von der er sich am meisten bedroht sieht. Vom Eingereihtwerden in die Kategorie der »Trinker« befürchtet er eine lebensbedrohliche Selbstwertkrise. Schon der Gedanke daran löst bei ihm große Ängste sowie quälende Scham- und Schuldgefühle aus. Von daher stellt die von seiner Umgebung beklagte Uneinsichtigkeit und seine Tendenz zu Beschönigung und Bagatellisierung nichts anders als den gelungenen Versuch dar, eine für ihn höchst gefährliche, traumatische Situation zu vermeiden.

Daraus erhellt, wie auch diese Uneinsichtigkeit, die von der Umwelt beim Alkoholkranken so kritisierte Verlogenheit und Überheblichkeit aus psychodynamischer Sicht nichts anderes als einen »sinnvollen« Widerstand darstellen, der dem Patienten nicht als amoralisches Verhalten, als primitive Verlogenheit oder als schamlose Heuchelei angekreidet werden darf. Die Bezugspersonen sollten die subjektive Notwendigkeit zu diesem abwehrenden Verhalten verstehen und nicht deswegen dem Suchtkranken das Gefühl geben, sie würden ihn jetzt als Partner endgültig abschreiben. Schon Mimik, Stimmklang und Tonfall können dem Alkoholiker moralisierende Vorwürfe oder eine Abwertung durch sein Gegenüber signalisieren, die jedes hilfreiche Gespräch von vornherein unmöglich machen. Andererseits ist eine Überwindung dieser Widerstände notwendig und für die künftige Genesung von großer Bedeutung. Für den Alkoholiker bedeutet es eine große Entlastung, wenn er seine Ängste vor dem Alkoholikerdasein und seine Abwehr dagegen nicht mehr vermeiden und verdecken muß, sondern sie zugeben, sie vor sich selbst und anderen offenlegen kann. Wird sein Widerstand dagegen auf die Dauer nicht überwunden, ist eine Neuentwicklung und damit eine durchgreifende Hilfe kaum möglich.

Mit anderen Worten geht es darum, eine sogenannte Krankheitseinsicht und ein neues Krankheitsverständnis zu erreichen. Der Patient hat selbstverständlich – wie könnte es anders sein – die gesellschaftsüblichen Vorstellungen über Eigenschaften und Verhalten eines »Trinkers« übernommen. Die öffentliche Meinung sieht den Alkoholiker zu Beginn seines Trinkens häufig als netten Kameraden und umgänglichen Gesellschafter. Aufgrund von Willensschwäche und Haltlosigkeit, so meint der Durchschnittsbürger, ergab er sich aber bedauerlicherweise immer mehr der Trunksucht. Nun, in vorgeschrittenen Phasen, wirkt sein Anblick peinlich und abstoßend. Er prügelt Frau und Kind, ist unberechenbar und gefährlich. Üblicherweise muß für ihn die Sozialhilfe aufkommen. Seine Verkommenheit wird bald einen Grad erreicht haben, der ihn aus der Gesellschaft der Anständigen und Normalen von selbst ausschließt. Zu helfen ist ihm nicht mehr. Früher oder später trinkt jeder Behandelte doch wieder. Kann es den Alkoholkranken übelgenommen werden, wenn sie sich mit allen ihnen zu Gebote stehenden Mitteln gegen solche Verallgemeinerungen wehren und zu verhindern versuchen, daß ihnen dieses in ihrer Umgebung übliche Bild übergestülpt wird? Erst wenn ein Alkoholiker seine Abhängigkeit aus der Perspektive der Krankheitsentwicklung sehen gelernt hat, wird er seinen Widerstand gegen die »Alkoholiker-Identität« aufgeben können.

Bei der Einsicht »Ich bin Alkoholiker« kann es dann aber nicht bleiben. Die Erkenntnis sollte unmittelbar folgen: Ich benötige Hilfe. Das ist keine Schande für mich. Mein Selbstwert wird dadurch nicht beeinträchtigt. Im Gegenteil. Alle Menschen meiner Umgebung, die es gut mit mir meinen, werden meinen

Entschluß respektieren und ihn sogar entsprechend dem AA-Motto begrüßen: »Es ist keine Schande, krank zu sein, wohl aber eine Schande, nichts dagegen zu tun.«

Ist der Suchtkranke erst an dem Punkt angelangt, an dem er vor sich und anderen eingestehen kann: »Ich bin Alkoholiker und will die mir gebotenen Möglichkeiten zum Gesundwerden nutzen«, dann hat er damit einen ersten, außerordentlich wichtigen Schritt in die Freiheit getan. Er hat einen schmerzhaften Verzicht auf seinen bisherigen Anspruch geleistet, seine Umgebung müsse sich ihm in ganz besonderer Weise zuwenden. Damit ist der Alkoholiker »aus seiner Sicht« das Risiko eingegangen, in Zukunft auf Zuwendung und Angenommensein durch die ihn umgebenden Menschen verzichten zu müssen. So werden bei ihm Ängste mobilisiert, seine Bezugspersonen könnten ihn ablehnen oder gar verlassen. Wenn er sich trotz dieses drohenden Verlusts entschließt, sich nicht länger selbst zu belügen, so hat er damit schon einen wesentlichen Schritt hin zur Persönlichkeitsreifung getan. Er kommt auf diese Weise auch heraus aus der kindlichen Abhängigkeit von seiner Umwelt. Das Tor zur Entwicklung gesunder Eigenständigkeit, zu Reifung und Originalwerdung ist aufgestoßen. Während er bisher vor allem an seiner Umgebung litt, kann er jetzt beginnen, sich selbst in Frage zu stellen, ohne deshalb in lebensgefährliche Selbstwertkrisen zu geraten. Das macht es ihm zunehmend mehr möglich, für sich selbst und für sein eigenes Gewordensein Verantwortung zu übernehmen. Damit wird die notwendige Selbstannahme, die Aussöhnung mit sich selbst, die für ihn ein höchst bedeutsames Ziel darstellt, vorbereitet.

Parallel mit dieser Entwicklung wird der Gefühlsbezug zur Flasche, zur »Geliebten«, verringert. Das geht für den Alkoholiker nicht ohne einen schmerzlichen Trauerprozeß ab. Wenn er bereit ist, ihn durchzustehen, wird damit der Grund für die spätere »zufriedene Nüchternheit« gelegt, wie diese Art von nicht-zwanghafter Abstinenz im Sprachgebrauch der AA genannt wird. Damit ist die Grundlage für ein Leben in Freiheit gegeben, mit neuen Möglichkeiten zur Lebenserfüllung und -bewältigung. Sie beinhalten für ihn die Chance, die Jahre seines Verfallenseins an das

Suchtmittel und die Schwächen seiner Person im Verlauf der nun beginnenden Entwicklung in einmaliger Weise für die Menschen seiner Umgebung fruchtbar werden zu lassen.

Fragebogen für Alkoholkranke

	Nicht-zutreffendes streichen
1. Ist der Alkohol für Sie zur gerne gebrauchten Medizin geworden?	Ja/Nein
2. Trinken Sie, weil Ihnen der Alkohol Kraft und Mut gibt und Ihre Leistungsfähigkeit verbessert?	Ja/Nein
3. Trinken Sie, weil Ihnen der Alkohol eine befriedigende Erleichterung verschafft?	Ja/Nein
4. Trinken Sie, um sicherer und selbständiger zu werden?	Ja/Nein
5. Fühlen Sie sich nach einigen Gläsern in der Gesellschaft anderer unbefangener und wohler?	Ja/Nein
6. Können Sie unter Alkoholeinfluß in der Gemeinschaft besser aus sich herausgehen?	Ja/Nein
7. Trinken Sie, weil Sie unangenehme Dinge vergessen wollen?	Ja/Nein
8. Trinken Sie, damit Ihnen alles leichter und weniger gefährlich erscheint?	Ja/Nein
9. Nehmen Sie regelmäßig zum Alkohol Zuflucht, wenn es gilt, Hemmungen und Spannungen zu überwinden?	Ja/Nein
10. Trinken Sie, um Unlustgefühle und traurige Verstimmungen zu beseitigen?	Ja/Nein
11. Trinken Sie, um mit äußeren Konflikten und Schwierigkeiten besser fertig zu werden?	Ja/Nein
12. Trinken Sie, um Ihren Ärger und Ihre schlechte Laune zu beheben?	Ja/Nein
13. Trinken Sie, um innere Ruhe und Schlaf zu finden?	Ja/Nein

14. Trinken Sie heimlich? Suchen Sie nach Gelegenheiten, wo Sie ohne Wissen der anderen ein paar Gläser trinken können? Ja/Nein
15. Trinken Sie die ersten Gläser hastig oder gierig? Ja/Nein
16. Denken Sie häufig an Alkohol? Ja/Nein
17. Heben Sie vor einer Einladung mal ganz schnell einen, um richtig in Stimmung zu sein? Trinken Sie bei Einladungen zwischendurch heimlich in der Küche, im Gang oder auf der Toilette? Ja/Nein
18. Haben Sie wegen Ihres Trinkens Schuldgefühle? Ja/Nein
19. Vermeiden Sie in Gesprächen Anspielungen auf Alkohol? Ja/Nein
20. Ist Ihnen aufgefallen, daß Sie anders trinken als andere Menschen? Ja/Nein
21. Befürchten Sie, daß Ihr Trinken Sie von den anderen isolieren könnte? Ja/Nein
22. Verstecken Sie alkoholische Getränke, um ohne Wissen der anderen trinken zu können? Ja/Nein
23. Leiden Sie an Gedächtnislücken nach starkem Trinken? Ja/Nein
24. Haben Sie nach den ersten Gläsern ein unwiderstehliches Verlangen, weiterzutrinken? Ja/Nein
25. Sind Sie nicht mehr in der Lage, Ihr Trinken willensmäßig unter Kontrolle zu halten? Ja/Nein
26. Können Sie nicht mehr mäßig trinken? Hat Ihr Alkoholverbrauch zugenommen? Ja/Nein
27. Kommt es vor, daß Sie sich mit Alkohol nur entspannen wollen und dann betrunken sind? Ja/Nein
28. Können Sie Ihre Versprechen nicht mehr einhalten, obwohl Sie die feste Absicht haben, sie auch zu verwirklichen? Ja/Nein
29. Müssen Sie die Feststellung machen, daß sich Ihre innere Spannung durch Alkohol nicht mehr lösen läßt? Ja/Nein
30. Werden Ihnen von der Familie und Ihren guten Freunden wegen Ihres Trinkens Vorwürfe gemacht? Werden Sie getadelt und gewarnt? Ja/Nein

31. Gebrauchen Sie Ausreden und Entschuldigungen für Ihr Trinken? Ja/Nein
32. Versuchen Sie, Ihrer Umwelt glaubhaft zu machen, daß Sie durchaus in der Lage sind, Alkohol mäßig zu trinken? Ja/Nein
33. versuchen Sie, sich selbst und Ihre Umgebung davon zu überzeugen, daß Sie sich heute ganz zu recht betrunken haben (Geburtstagsfeier, unverhofftes Treffen mit alten Freunden o. ä.)? Ja/Nein
34. Ist Ihrem Chef und Ihren Arbeitskollegen Ihr Trinken aufgefallen? Ja/Nein
35. Versuchen Sie Ihre innere Unsicherheit dadurch zu verbergen, daß Sie nach außen betont selbstsicher und forsch auftreten? Ja/Nein
36. Neigen Sie zu übertriebener Großzügigkeit und Verschwendung? Legen Sie ein großspuriges Benehmen an den Tag? Ja/Nein
37. Zeigen Sie gelegentlich ein gereiztes und aggressives Verhalten Ihrer Umwelt gegenüber? Ja/Nein
38. Suchen Sie in Ihrer gereizten Stimmung irgendwelche Fehler bei Ihren Angehörigen, um ihnen Vorwürfe machen zu können? Ja/Nein
39. Sind Sie aufgebracht, wenn Ihr Ehepartner versucht, Sie vom Alkohol fernzuhalten? Ja/Nein
40. Werden Sie wegen Ihres Trinkens von Selbstvorwürfen geplagt? Ja/Nein
41. Versuchen Sie, periodenweise völlig ohne Alkohol zu leben? Ja/Nein
42. Haben Sie schon Versuche gemacht, über ein Trinksystem (z. B. Alkoholkonsum erst nach einer bestimmten Uhrzeit) oder über einen Wechsel der Alkoholsorte (z. B. statt Bier oder Schnaps nur noch Wein) die Kontrolle über Ihren Alkoholkonsum wieder zu erlangen? Ja/Nein
43. Kam es vor, daß Sie wegen Ihres Trinkens Ihren Arbeitsplatz gewechselt haben oder deswegen entlassen worden sind? Ja/Nein

44. Trinken Sie gerne heimlich und allein, weil Sie sich von Ihrer Umgebung unverstanden fühlen? Ja/Nein
45. Richten Sie Ihre Arbeit und Ihren Lebensstil nach Ihrem Trinken aus? Konzentriert sich Ihr ganzes Interesse immer mehr auf Alkohol? Ja/Nein
46. Haben Sie schon einmal bei einem Arbeitsplatzwechsel Überlegungen angestellt, welche Art von Arbeit Ihr Trinken am wenigsten stören würde? Ja/Nein
47. Sind Sie infolge des zunehmenden Alkoholgenusses interesseloser geworden (z. B. Interesse an Hobbys, Kindererziehung usw.)? Ja/Nein
48. Empfinden Sie ein starkes Selbstmitleid und bedauern Sie sich selbst wegen Ihrer Schwierigkeiten? Ja/Nein
49. Haben Sie das Gefühl, daß alle gegen Sie sind, keiner Sie versteht und daß Sie das »ärmste und verlassenste Geschöpf der ganzen Welt« sind? Ja/Nein
50. Haben Sie sich gedanklich damit beschäftigt, von zu Hause wegzugehen bzw. dies auch getan? Ja/Nein
51. Hat sich Ihr Trinken auf Ihr Familienleben ausgewirkt? Z. B. getrennte Schlafzimmer oder getrennte Wohnung? Ja/Nein
52. Neigen Sie dazu, sich einen Vorrat an Alkohol zu sichern? Haben Sie eine oder mehrere Flaschen im Kleiderschrank, unter dem Bett oder an sonstigen Stellen versteckt, um jederzeit den notwendigen »Stoff« zur Verfügung zu haben? Ja/Nein
53. Hat Ihr Trinken zur Folge, daß Sie nicht mehr regelmäßig essen und statt dessen »flüssiges Brot« zu sich nehmen? Ja/Nein
54. Wurden Sie wegen organischer Schäden (Magengeschwür, Gastritis, Leberschwellung, Kreislaufschäden) in einem Krankenhaus behandelt? Ja/Nein
55. Hat sich in letzter Zeit Ihre Geschlechtskraft bzw. Ihr Interesse am Geschlechtsverkehr verändert? Ja/Nein
56. Sind Sie auf Ihren Partner eifersüchtig? Mißtrauen Sie ihm? Ja/Nein

57. Hat Ihr Ehepartner die Scheidung beantragt? Ja/Nein
58. Beobachten Sie morgendliches Zittern? Ja/Nein
59. Trinken Sie regelmäßig am Morgen? Ja/Nein
60. Waren Sie schon am Tage und mitten in der Woche betrunken? Ja/Nein
61. Haben Sie einige Tage hintereinander getrunken? Waren Sie unfähig, noch etwas anderes zu unternehmen? Ja/Nein
62. Kam es in betrunkenem Zustand zu Tätlichkeiten gegen andere? Wurden Sie reizbarer? Wurden Sie wegen Ausschreitungen eines Lokals verwiesen oder von der Polizei festgenommen und zur Ausnüchterung gebracht? Ja/Nein
63. Wurden Sie wegen Trunkenheit am Arbeitsplatz verwarnt. Wurde Ihnen mit Entlassung gedroht? Ja/Nein
64. Haben Sie oder Ihre Angehörigen einen Arzt oder eine Beratungsstelle aufgesucht, in der Hoffnung, Rat oder Hilfe wegen Ihres Trinkens zu bekommen? Ja/Nein
65. Leiden Sie zeitweise unter erheblichen Schlafstörungen? Ja/Nein
66. Nehmen Sie außer Alkohol auch Medikamente, um eine raschere Wirkung hervorzurufen? Ja/Nein
67. Scheuen Sie keine Tricks, um in den Besitz von Alkohol zu kommen? Schrecken Sie vor keiner Lüge zurück? Ja/Nein
68. Vernachlässigen Sie Ihr Äußeres? Lassen Sie sich in jeder Hinsicht gehen? Ja/Nein
69. Wird Ihr Denkvermögen beeinträchtigt? Ja/Nein
70. Trinken Sie mit Personen, die unter Ihrem Niveau stehen? Ja/Nein
71. Wenn Sie nichts anderes zur Verfügung haben, nehmen Sie dann auch zu technischen Produkten Zuflucht (z. B. Haarwasser, Franzbranntwein oder auch billigem Wermut)? Ja/Nein
72. Treten bei Ihnen unerklärliche Ängste auf oder das Gefühl, bedroht oder verfolgt zu sein? Ja/Nein

73. Wird bei Ihnen ein starkes Zittern zur Dauererscheinung? Ja/Nein
74. Hat Ihr Alkoholverbrauch in letzter Zeit abgenommen, oder stellen Sie sogar eine Minderung Ihrer Alkoholverträglichkeit fest? Ja/Nein
75. Gelingt Ihnen das Aufziehen einer Uhr, das Trinken aus einer Tasse oder die morgendliche Rasur erst nach Alkoholkonsum? Ja/Nein
76. Nimmt Ihr Trinken zwanghafte Formen an? Ja/Nein
77. Traten bei Ihnen schon Sinnestäuschungen auf? Hörten oder sahen Sie Dinge, die in Wirklichkeit nicht vorhanden waren? Ja/Nein
78. Waren Sie schon einmal mit Ihren Ausflüchten und Lügengeschichten am Ende? Ja/Nein
79. Litten Sie schon unter Selbstmordgedanken? Haben Sie schon einmal einen entsprechenden Versuch unternommen? Ja/Nein
80. Trat bei Ihnen schon einmal ein Entzugsdelir auf (örtliche und zeitliche Desorientiertheit)? Ja/Nein

Erläuterungen

Mit Hilfe dieser 80 Fragen kann der Alkoholkranke selbst (bzw. sein Helfer) erkennen, wie weit die Alkoholkrankheit bei ihm fortgeschritten ist, bzw. in welcher der Jellinek'schen Phasen er sich befindet. Voraussetzung für das Gelingen dieser Eigendiagnose ist allerdings das ehrliche, selbstkritische Beantworten der Fragen.

Nur in seltenen Fällen finden sich bei einem Alkoholiker alle Krankheitszeichen (Symptome). Für die Feststellung der Phasenzugehörigkeit genügt es schon, wenn einige der Symptome dieser Phase als zutreffend erkannt werden.

Auch wer nur wenige Fragen mit ja beantwortet, sollte sich einer Beratung durch die zuständigen Fachleute (in der Süchtigenbehandlung erfahrene Ärzte oder Sozialarbeiter, Mitglieder des örtlichen Abstinentenkreises o. ä.) stellen. Durch rechtzeitige Beratung oder Behandlung kann eine nicht mehr wiedergutzumachende Schädigung von Gesundheit, Beruf und Familie vermieden werden.

Die Fragen 1–13 beziehen sich auf die voralkoholische Phase, das Stadium des Erleichterungstrinkens, die Fragen 14–23 auf die prodromale Phase, das der eigentlichen Sucht vorausgehende Stadium, die Fragen 24–59 auf die kritische Phase, das Stadium, in dem es nach Alkoholgenuß immer wieder zur Betrunkenheit kommt, und die Fragen 60–80 auf die chronische Phase, das Stadium der ausgedehnten Rauschzustände.

Der »Fragebogen für Alkoholkranke« kann als Separatdruck bezogen werden bei folgenden Adressen:

Blaukreuz-Verlag Bern
Postfach 5524, 3001 Bern

Blaukreuz-Verlag Wuppertal
Freiligrathstr. 27, 5600 Wuppertal 2

Verzeichnis der Fachwörter

abstinieren	sich enthalten
adäquat	(einer Sache) angemessen, entsprechend
aggressiv	angreifend, ausfällig (werdend)
Allergie	vom normalen Verhalten abweichende (krankhafte) Reaktion des Organismus auf bestimmte (körperfremde) Stoffe
ambivalent	Hin- und Hergerissensein zwischen entgegengesetzten Gefühlen und Strebungen (Haßliebe)
Amnesie	Gedächtnisschwund
Analgesie	Aufhebung der Schmerzempfindlichkeit
Atrophie	Schwund, Schrumpfung von Organen, Geweben
degenerieren	entarten, sich zurückbilden
Delirium tremens	»Säuferwahn«, Wahnvorstellung, schwere Bewußtseinstrübung
Demenz	erworbener Schwachsinn
destruktiv	zerstörend, zersetzend
determinieren	festlegen, bestimmen im Sinne des Ausschlusses einer freien Willensbestimmung
diagnostizieren	eine Krankheit feststellen
differenziert	in Feinheiten verschieden gestaltet, unterschiedlich
Dipsomanie	periodische Trunksucht
Disposition	Möglichkeit oder Fähigkeit, bestimmte seelische oder körperliche Inhalte auszuleben
Engagement	Bindung, Verpflichtung, Sicheinsetzen
Exkurs	zusätzliche Erörterung, Abschweifung, Anhang
expansiv	sich ausdehnend
Fixierung	Bindung
Frustration	Erlebnis der Enttäuschung und Zurücksetzung durch erzwungenen Verzicht oder Versagung von Befriedigung

Gefäßinnervation	Nervenversorgung der Blutgefäße
genetisch	auf die Entstehung bezüglich, erblich bedingt
Gesichtshalluzination	Sinnestäuschung ohne nachweisbare Sinneswahrnehmungen
Hämorrhagie	vermehrtes Austreten von Blut aus einem Blutgefäß
hydrotherapeutisch	wasserheilkundlich
hygroskopisch	Wasser an sich ziehend, bindend
Identität	Übereinstimmung zweier Dinge oder Personen oder auch der über Reifungsprozesse entfalteten Persönlichkeit mit ihrem gegenwärtigen Erleben und Tun, Echtheit
Indikation	Heilanzeige (zur Anwendung einer bestimmten Heilmethode)
infantil	kindlich, unentwickelt
Integration	Herstellung einer Ganzheit aus verschiedenen Gliedern, Zusammenfügung
interdisziplinär	mehrere Disziplinen betreffend
Intoxikation	Vergiftung
irreversibel	nicht umkehrbar
Kausalkette	Ursache und Wirkungszusammenhang
kolloidal	leimähnlich, durch besondere Verteilung der Teilchen bedingter Zustand einer Lösung
komplementär	ergänzend
Komplexerkrankung	mehrere Organe betreffende Erkrankung
Konfabulation	auf Erinnerungstäuschung beruhender Bericht erfundener Erlebnisse
Koordination	Gleichstellung, Ausrichtung auf ein gemeinsames Ziel
Korsakow-Syndrom	psychiatrisches Krankheitsbild, Folge chronischen Alkoholmißbrauchs
Korsakow-Psychose	Geisteskrankheit als Folge chronischen Alkoholmißbrauchs
Labilität	Anfälligkeit gegen Störungen, Beeinflußbarkeit
liberalisieren	freiheitlich gestalten
Magenresektion	teilweise Entfernung des Magens
Manipulation	Verleitung zu bestimmten Lebens- oder Verhaltensweisen, Machenschaft
manipulierbar	durch Machenschaften verleitbar
Mikrosymptom	geringfügiges Krankheitsanzeichen
Motivation	Bestimmung des Willens durch bewußte Beweggründe des Handelns (Motive)
neoanalytisch	auf die von Schultz-Hencke in Weiterentwick-

	lung der Lehren Freuds begründete psychotherapeutische Schule bezüglich
Neurose	hauptsächlich durch unverarbeitete seelische Konflikte mit der Umwelt entstandene krankhafte Funktionsstörung des Erlebens und Handelns ohne organische Ursachen
neurotisch	im Zusammenhang mit einer Neurose stehend
orale Stufe	Stufe der seelischen Entwicklung, in der nach der Freudschen Lehre der Lustgewinn hauptsächlich über die Mundregion erfolgt
Paranoia	geistige Erkrankung, die durch Wahnvorstellungen und Sinnestäuschungen gekennzeichnet ist
pathogen	Krankheiten erregend oder verursachend
peripher	am Rande befindlich
Persönlichkeitsstruktur	Persönlichkeitsaufbau, Charaktergefüge
pluralistische Gesellschaft	die Vielfalt der gesellschaftlichen Gruppen und Wertsysteme
Polyneuropathie	nichtentzündliche Erkrankung mehrerer (meist aller) peripherer Nerven
Potenz	Fähigkeit, besonders in geschlechtlicher Hinsicht
prädeliranter Zustand	Vorstadium des Alkoholdelirs
Primärstörung, Primärerkrankung	zuerst vorhandene, ursprüngliche Störung und Erkrankung
projizieren	übertragen
Prophylaxe	Vorbeugung, vorbeugende Maßnahme
Protoplasma	aus Eiweiß bestehende Substanz aller pflanzlichen, tierischen und menschlichen Zellen, an die die Lebensvorgänge gebunden sind
protrahieren	verzögern, verlängern
psychisch	seelisch
Psychoanalyse	Ermittlung, Klärung und Bewußtmachung »unbewußter« Vorstellungen, Methode der Seelenheilbehandlung
psychodynamisch	auf das seelische Kräftespiel bezüglich
Psychologie	Lehre von den Erscheinungen und Zuständen des bewußten und unbewußten Seelenlebens
Psychomotorik	die sich nach psychischen Gesetzen vollziehenden Bewegungsabläufe, in denen sich eine bestimmte normale oder pathologische Persönlichkeitsverfassung ausdrückt
psychotherapeutisch	seelisch behandelnd, beeinflussend

Psychose	Geisteskrankheit, auf Erkrankung oder Vergiftung (z. B. durch Alkohol oder Drogen) beruhendes seelisches Krankheitsgeschehen
Rationalisierung	Vereinfachung oder Vereinheitlichung zur Leistungssteigerung
regulativ	regelnd, normgebend
Rehabilitation	Wiederherstellung
Repression	Unterdrückung, Hemmung
Resektion	operative Entfernung kranker Organteile
Resozialisierung	Rückführung in die Gemeinschaft
Restitutio ad integrum	völlige Wiederherstellung des normalen (unversehrten) Zustandes
Sanktion	Vergeltungs- oder Zwangsmaßnahmen
Schädelhirntrauma	Schädel-Hirn-Verletzung, z. B. nach Unfall
sekundär	in zweiter Linie in Betracht kommend, nachträglich hinzukommend
Somnolenz	krankhafte Schläfrigkeit
Sozialisation	Prozeß der Einordnung des Individuums in die Gemeinschaft
sozio-kulturell	die gesellschaftlichen und geistigen Bezüge, Lebensformen betreffend
spirituell	geistig, geistlich
Stimulation	Anregung, Reizung
strukturieren	mit einer Struktur versehen
Stupor	völlige körperliche und geistige Regungslosigkeit, krankhafter Stumpfsinn
Suizid	Selbstmord
Symptom	Kennzeichen, Merkmal, Krankheitszeichen
Toleranz	Duldsamkeit, Widerstandsfähigkeit, Belastungsfähigkeit
Transaktionsanalyse	modernes psychotherapeutisches Verfahren
Trauma	Verletzung, Wunde, Gewalteinwirkung
Typologie	Lehre von den Typen, Einteilung nach Typen
WHO	International gebräuchliche Abkürzung für die Weltgesundheitsorganisation der Vereinten Nationen (World Health Organization)
Zellprotoplasma	lebende Substanz der Zelle

Literaturverzeichnis

1 Schultz-Hencke: Der gehemmte Mensch. Thieme Stuttgart 1946, S. 39/40

2 Schultz-Hencke: a.a.O., S. 40

3 Richter, Horst Eberhard: Eltern, Kind und Neurose. Klett-Verlag Stuttgart, 2. Aufl. 1967, S. 63–64

4 Richter, Horst Eberhard: a.a.O., S. 65

5 Richter, Horst Eberhard: a.a.O., S. 66

6 Hennis, Wilhelm: Regierbarkeit. Klett-Cotta-Verlag Stuttgart 1979

7 Vgl. Feuerlein, Wilhelm: Alkoholismus-Mißbrauch und Abhängigkeit. Thieme-Verlag Stuttgart, 2. Aufl. 1979

8 Kessel, Josef: Rausch und Heilung, Alkoholiker. Natur und Wissen Band 20/21, Desch-Verlag München 1960

9 Vgl. Rogoll, Rüdiger: Nimm dich, wie du bist. Herder-Taschenbuch Nr. 593, Herder Freiburg, 4. Aufl. 1978

10 Solms, Hugo: Die Behandlung der akuten Alkoholvergiftung und der akuten und chronischen Formen des Alkoholismus. In: Psychiatrie der Gegenwart I/2. Springer-Verlag Berlin, Göttingen, Heidelberg, 1. Aufl. 1960, S. 308

11 Vgl. Mühlen, Heribert: Einübung in die christliche Grunderfahrung. Band I und II, Grünewald-Verlag, Mainz, 6. Aufl. 1979

12 Schulte, Walter: Zitat aus einem unveröffentlichten Referat über therapeutische Probleme des Alkoholismus, gehalten in Heidelberg 1965.